MANUAL DE TÉCNICAS DIETÉTICAS

MANUAL DE TÉCNICAS DIETÉTICAS

GISELE BIZON BENETTI
LUCIA MARIA BRANCO
NIANZA COMENALE
SILVANA RAMOS ATAYDE
VIVIAN ZOLLAR

YENDIS

1ª reimpressão da 1ª edição – 2014

EDITORA: Dirce Laplaca Viana
COORDENADORA DE TEXTO: Gabriela Hengles
COORDENADORA DE ARTE: Aline Gongora
COORDENADORA DIGITAL: Cristiane Viana
ASSISTENTES EDITORIAIS: Camila Lins, Marcelo Nardeli e Paula Nara Jacobini
ASSISTENTES DE ARTE: Bárbara Lorente, Fabio Augusto Ramos e Fabio Oliveira
ASSISTENTE ADMINISTRATIVA: Andressa Berigo
PREPARAÇÃO: Renata Gonçalves
REVISÃO: Pedro Barros/Tikinet
DIAGRAMAÇÃO: Hi Design
RETRACES: Fabio Oliveira
ILUSTRAÇÕES: Cláudio Ripinskas/R2 Criações
CAPA E PROJETO GRÁFICO: Fabio Augusto Ramos
IMAGEM DE CAPA: Shutterstock

Impresso no Brasil
Printed in Brazil

Este livro está catalogado na CIP.
ISBN 978-85-7728-330-9

YENDIS

Yendis Editora Ltda.
Estrada das Lágrimas, 111 – São Caetano do Sul – SP – 09581-300
Tel./Fax: (11) 4224-9400
yendis@yendis.com.br
www.yendis.com.br

Nota do Editor

O trabalho do técnico de Nutrição requer, além de conhecimento, técnicas e cuidados minuciosos, a fim de garantir a qualidade da alimentação. Do momento em que o cardápio é elaborado até a preparação final, existem etapas que devem ser rigidamente acompanhadas pelo profissional, pois requerem atenção especial para que seja assegurado o melhor aproveitamento possível dos nutrientes que o alimento oferece.

Pensando na necessidade de aprimoramento dessa prática, neste *Manual de Técnicas Dietéticas* as autoras reuniram um conteúdo completo para que tanto estudantes quanto profissionais, bem como interessados em culinária em geral, possam ter ao seu alcance as ferramentas práticas das técnicas dietéticas envolvidas na elaboração e no preparo de um cardápio nutritivo.

A Yendis Editora tem orgulho em lançar esta obra que veio fazer diferença no dia a dia do profissional de Nutrição.

Autoras

ORGANIZADORA

Gisele Bizon Benetti

Especialista em Administração de Marketing e em Gestão de Recursos Humanos. Licenciada em formação pedagógica de docentes para disciplinas da educação profissional de nível médio. Nutricionista e pedagoga. Docente do curso técnico de Nutrição e Dietética e Coordenadora de projetos da Supervisão Educacional do Centro Estadual de Educação Tecnológica Paula Souza. Autora da Coleção *Brincando na Cozinha.*

AUTORAS

Lucia Maria Branco

Mestre em Ciências Aplicadas a Pediatria. Especialista em Nutrição na Adolescência. Licenciada em Ciências Biológicas e em Formação Pedagógica de Docentes para as disciplinas da educação profissional. Especialista em Gestão da Qualidade: indústria e serviços, em Gestão em Administração Escolar e Coordenação Pedagógica e em Empreendedorismo e Práticas Gastronômicas. Nutricionista e técnica em Nutrição e Dietética. Docente do curso técnico em Nutrição e Dietética no Centro Estadual de Educação Tecnológica Paula Souza (Fatec) e Centro de Ensino Método da Faculdade Método de São Paulo (Famesp).

Nianza Comenale

Especialização em Nutrição Desportiva e Qualidade de Vida. Extensão em Unidades de Alimentação e Nutrição Hospitalar. Licenciada em Formação Pedagógica de Docentes para as Disciplinas da Educação Profissional. Nutricionista. Docente do curso técnico em Nutrição e Dietética no Centro Estadual de Educação Tecnológica Paula Souza (Fatec) e no Serviço Nacional de Aprendizagem Comercial (Senac).

Silvana Ramos Atayde

Doutoranda em Ciências Médicas pela Faculdade de Medicina da Universidade de São Paulo (FMUSP). Especialista em Nutrição na Infância e Adolescência pela Universidade Federal de São Paulo (Unifesp). Licenciada em Formação Pedagógica de Docentes para as disciplinas da educação profissional. Nutricionista e técnica em Nutrição. Docente do curso técnico em Nutrição e Dietética no Centro Estadual de Educação Tecnológica Paula Souza (Fatec).

Vivian Zollar

Especialista em Adolescência pela Universidade Federal de São Paulo (Unifesp). Pós-graduanda em Empreendedorismo e Práticas Gastronômicas. Nutricionista e técnica em Nutrição. Docente do curso Técnico em Nutrição e Dietética no Centro de Ensino Método. Autora da coleção *Brincando na Cozinha*.

Sumário

Apresentação XI

1. Conceitos Gerais. 1

2. Padronização de Receitas Culinárias 5

3. Padronização de Pesos e Medidas 9

4. Hortaliças e Frutas 15

5. Índices Aplicados ao Preparo de Alimentos 37

6. Grãos 41

7. Ovos 79

8. Óleos e Gorduras 91

9. Leite e Derivados 99

10. Carnes 105

11. Suínos, Miúdos e Embutidos 123
12. Aves 129
13. Pescados 139
14. Caldos, Fundos e Molhos 149
15. Sopas 159
16. Ervas e Temperos. 167
17. Açúcares e Edulcorantes 171
18. Infusões 183
19. Análise Sensorial de Alimentos 191
20. Alterações dos Alimentos. 203
21. Métodos de Conservação dos Alimentos 215
Referências Bibliográficas 241

Apresentação

Todas as etapas que envolvem a preparação do alimento compõem um processo minucioso, cujo resultado final reflete a qualidade dos produtos e processos.

Esta obra, portanto, se dedica a explicar quais são as características necessárias que o alimento deve apresentar para ser considerado adequado para o consumo e como treinar nossa análise sensorial. Aborda, também, as técnicas dietéticas empregadas na culinária, a fim de preservar os nutrientes. Destaca as alterações às quais os alimentos estão sujeitos e as melhores formas de conservá-los. Todos estes temas estão interligados, porque são esses os processos pelos quais os alimentos passam, a partir do momento em que o cardápio é elaborado até a preparação final, no prato do cliente.

Este manual é destinado aos profissionais de nutrição, gastronomia, aos amantes da culinária, aos que têm a preocupação de fazer do ato de comer, além de um ato prazeroso, um ato nutritivo.

CONCEITOS GERAIS

I

Para iniciar o estudo da técnica dietética, é importante a compreensão dos conceitos apresentados a seguir.

- **Dietética**: aplica os princípios da nutrição no organismo para o planejamento e a execução de dietas adequadas aos indivíduos.
- **Técnica dietética**: estudo dos processos culinários aos quais são submetidos os alimentos, envolvendo sua seleção e as modificações que eles sofrerão até o consumo, com o objetivo de manter o valor nutricional e atingir as características sensoriais desejadas.
- **Alimento**: substâncias isoladas ou combinadas destinadas ao fornecimento de elementos (nutrientes) necessários à formação, ao desenvolvimento e à manutenção de organismos vivos.
  - » **Alimentos naturais:** alimentos de origem animal ou vegetal *in natura* que necessitam de processos simples e rápidos para seu consumo imediato. Esses processos podem ser: higienização, remoção de partes não comestíveis (p. ex.: cascas de vegetais e frutas) ou cozimento (p. ex.: arroz, feijão). Em técnica dietética, são estudados os seguintes grupos de alimentos naturais: cereais (p. ex.: arroz, trigo, milho); leguminosas (p. ex.: feijão, grão-de-bico, ervilha, lentilha); tubérculos e raízes (p. ex.: mandioca, cenoura, batata); hortaliças (p. ex.: verduras e legumes); frutas; carnes, aves e pescados; leite; ovos; óleos e gorduras; infusões; e bebidas.

» **Alimentos industrializados**: alimentos tanto de origem animal quanto vegetal submetidos a processos industriais (aplicação de técnicas culinárias, adição de outras substâncias) antes do consumo. Podem-se citar como exemplos de alimentos industrializados os enlatados, os desidratados, os congelados e outros. Os processos de industrialização e conservação dos alimentos são estudados em tecnologia dos alimentos.

- **Preparações**: alimentos que passaram por processamento culinário e geralmente contêm mais de um ingrediente. São divididos em categorias: prato principal (composto de carnes, aves, pescados ou ovos – na linguagem popular, é a chamada "mistura"); entrada (antecede a refeição, como saladas e sopas); acompanhamento ou guarnição (preparação à base de hortaliças ou cereais que complementam o prato principal); aperitivo (petiscos que podem ser consumidos antes das refeições ou como acompanhamento de bebidas); sobremesa (à base de doces ou frutas servidas após as refeições); lanches (compostos por diversos alimentos que podem ou não substituir as refeições e passar ou não por processo de cocção).

Objetivos

Os objetivos da técnica dietética podem ser classificados em:

- **Dietéticos**: adequar a forma de preparo dos alimentos às necessidades dos indivíduos.
- **Digestivos**: modificar os alimentos por meio de processos culinários de forma a possibilitar seu consumo e facilitar a digestão (p. ex.: cozinhar o feijão ou fracionar um vegetal).
- **Nutritivos**: preservar ao máximo os nutrientes presentes nos alimentos a partir da escolha dos métodos adequados de pré-preparo e preparo.
- **Higiênicos**: prevenir a ação de fatores que possam comprometer a qualidade do alimento (p. ex.: a contaminação por micro-organismos).

- **Sensoriais**: apresentar o alimento de forma que desperte os sentidos, de modo que fique mais atraente ao consumo.
- **Operacionais**: planejar cardápios e preparações de acordo com a estrutura física, equipamentos e pessoal disponíveis, bem como capacitar a equipe para a produção adequada dos alimentos.
- **Econômicos**: considerar custos, safra, disponibilidade local de alimentos, desperdício e todos os outros fatores que podem influenciar no valor econômico da refeição ou da preparação.

PADRONIZAÇÃO DE RECEITAS CULINÁRIAS

2

Para toda preparação, são necessários processos culinários. Entretanto, essa informação não é suficiente para que sejam alcançados os resultados esperados na preparação final. É preciso conhecer os ingredientes e a quantidade apropriada deles, bem como o método de preparo e o momento de aplicação de cada processo culinário. Todas essas informações são descritas na receita ou na ficha técnica de preparação.

A ficha técnica de preparação é um instrumento indispensável em qualquer serviço de alimentação, uma vez que a padronização é uma peça-chave para o gerenciamento e o controle de qualidade de alimentos, beneficiando o trabalho dos profissionais de nutrição, facilitando o treinamento de funcionários, eliminando a interferência por dúvidas e facilitando o planejamento do trabalho diário. Para o funcionário, essa padronização facilita a execução de tarefas sem a necessidade de ordens frequentes, além de propiciar mais segurança no ambiente de trabalho.

Para escrever uma receita, são necessários métodos que possibilitem a reprodução das preparações atingindo os mesmos resultados, sendo que nas receitas são necessárias as seguintes informações:

- Nome da preparação (p. ex.: salada tropical).
- Descritivo da preparação com os principais ingredientes (p. ex.: salada de folhas verdes com frutas picadas).

- Relação de ingredientes na ordem em que serão utilizados com as respectivas quantidades em medidas caseiras ou padronizadas.
- Modo de preparo detalhado (verbos no infinitivo são adotados para receitas técnicas e em terceira pessoa para o público leigo). É importante que a redação seja didática e possibilite a compreensão de quem está preparando a receita.
- Tempo de preparo.
- Temperatura de cocção.
- Rendimento.
- Equipamentos e utensílios necessários.
- Custo (total e por porção).
- Valor nutricional (opcional).
- Foto da preparação ou das etapas mais críticas. Isso facilita a padronização da preparação, bem como de sua apresentação. É um recurso muito utilizado em restaurantes *à la carte*.

Modelo de Ficha Técnica

Tabela 2.1 Modelo de ficha técnica

Preparação: medalhão de filet ao molho de alecrim
Categoria: prato principal

Ingredientes	Medida caseira	Peso bruto	Peso líquido	IC ou ICc	*Per capita*
Filet mignon	495 g	495 g	495 g	1	165 g
Alho	2 dentes	10 g	5 g	2	1,4 g
Cebola	½ unidade	40 g	35 g	1,14	5 g
Óleo	2 colheres de sopa	30 ml	30 ml	1	1 ml
Sal	½ colher de café	QS	QS	———	———
Água	½ xícara de chá	60 ml	60 ml	1	
Alecrim	a gosto	QS	QS		

(continua)

Tabela 2.1 Modelo de ficha técnica (continuação)

Modo de preparo	
Remover as aparas da carne, se necessário, e cortar em medalhões Descascar, higienizar e picar o alho e a cebola à brunoise Em uma frigideira antiaderente aquecer o óleo e dourar os temperos Acrescentar os medalhões e dourar em ambos os lados, adicionando sal em cada um deles Retirar os medalhões da frigideira e reservar Na frigideira, acrescentar a água e o alecrim seco e ferver por 2 minutos Despejar o molho de alecrim sobre os medalhões Servir	
Informações de preparo	**Sugestões para decoração**
Tempo de preparo: 45 minutos Temperatura de cocção: 85 °C Rendimento: 355 g N. de porções: 3 Peso da porção: 100 g Custo total da receita: R$ 27,18 Custo da porção: R$ 9,06	Ramos de salsa crespa e galhos de alecrim fresco **Equipamentos e e utensílios** Tábua de corte Faca de corte Frigideira Fogão
Exemplo de cardápio	
Salada de tomate-cereja temperado Medalhões de filet ao molho de alecrim Arroz com brócolis Purê de batatas Sobremesa: manga	

IC = índice de correção. ICc = índice de cocção. QS = quantidade suficiente.

PADRONIZAÇÃO DE PESOS E MEDIDAS 3

Como abordado no capítulo anterior, o sucesso da receita requer informações claras e precisas sobre os procedimentos a serem adotados durante o pré-preparo e o preparo, bem como sobre as quantidades dos ingredientes. Frequentemente, a dificuldade em reproduzir uma receita está ligada à imprecisão nas quantidades dos ingredientes, e, para evitar que isso aconteça, o ideal é adotar medidas padronizadas.

Para medidas precisas, devem ser utilizados balança e recipientes graduados que permitam a visualização em litros ou mililitros, porém nem sempre esses instrumentos estão disponíveis. Logo, podem ser utilizadas medidas caseiras, como xícaras, colheres, copos e colheres, porém tais utensílios muitas vezes apresentam diferentes tamanhos, o que pode ocasionar variação na quantidade dos ingredientes.

No Brasil, não há nenhuma regulamentação que padronize o tamanho e a capacidade dos utensílios; consequentemente, pode haver diferenças de até 50% nas medidas de utensílios disponíveis no mercado.

Unidade de Medidas

Usa-se o termo "peso" para uma grandeza de medida da mesma natureza que a força; assim, o peso de um corpo é a soma da massa desse corpo sofrendo ação da gravidade.

O quilograma (kg) é uma unidade de massa. O grama pertence ao gênero masculino, portanto, ao mencionar e escrever essa unidade de massa, bem como seus múltiplos e submúltiplos, deve-se fazer concordância correta.

O símbolo "g" é um sinal invariável e convencional, utilizado para universalizar e facilitar a leitura e escrita dessa medida de massa.

A unidade utilizada para medida de volume é o litro (l). Este termo pertence ao gênero masculino. É uma unidade de medida de volume que está vinculada diretamente ao sistema métrico decimal e, portanto, obedece aos seus padrões. É representado pela letra "l" minúscula. Cada litro corresponde a um decímetro cúbico. Um litro de água (1 l) corresponde a aproximadamente um quilograma da substância medida.

Densidade é a massa por unidade de volume de uma substância. O cálculo da densidade é feito pela divisão da massa do objeto por seu volume.

$$\text{Densidade} = \frac{\text{massa}}{\text{volume}}$$

A densidade existe para determinar a quantidade de matéria que está presente em determinada unidade de volume. Exemplos:

- **óleo:** 0,8 g/cm^3;
- **água:** 0,997 g/cm^3;
- **leite integral:** 1,03 g/cm^3.

Técnicas para Padronização de Medidas

Mensuração de Alimentos

- Utilizar balanças digitais.
- Verificar se a balança se encontra zerada.
- Colocar o recipiente de medida vazio e apertar a tecla "TARA".

- Adicionar o ingrediente no recipiente de medida de forma adequada.
- Colocar o recipiente com o ingrediente sobre a balança e verificar o peso após estabilizar o valor.

Pesagem e Medição de Ingredientes Secos

É importante que alimentos como farinhas, açúcar, fermento, grãos e aveia não sejam pressionados ou compactados no processo de pesagem e medição, pois os dados obtidos podem não ser verdadeiros. As farinhas e o açúcar devem ser peneirados previamente. A técnica para medição de ingredientes secos é a seguinte:

1. Peneirar o ingrediente.
2. Tarar a balança.
3. Pesar o recipiente vazio e anotar seu peso.
4. Colocar o ingrediente no recipiente com o auxílio de uma colher, sem pressioná-lo, e nivelar.

Pesagem e Medição de Ingredientes Líquidos

1. Colocar o líquido em um recipiente para realizar a pesagem.
2. Após a pesagem, transferir o líquido para um recipiente que possibilite a leitura do volume, aos poucos.
3. Realizar a leitura em superfície plana com os olhos na altura do menisco.

É importante não realizar a pesagem/medição de líquidos quentes.

Pesagem e Medição de Ingredientes Pastosos ou Gordurosos

Para medição de óleos, devem ser seguidos os mesmos procedimentos de líquidos.

1. Fazer a pesagem em temperatura ambiente e colocar o óleo em um utensílio padronizado com o auxílio de uma colher.
2. Pressionar o alimento a fim de acomodá-lo e evitar a formação de bolhas de ar.
3. Quando o recipiente estiver cheio, nivelar com espátula ou faca (lado cego).

Protocolo de Aula Prática I

Tema: Padronização de Pesos e Medidas

Objetivos

- Identificar e aplicar as técnicas recomendadas para pesagem e medição de alimentos sólidos, líquidos e pastosos.
- Padronizar as técnicas de medição.
- Comparar os volumes e medidas com e sem o uso da técnica.
- Identificar as diferenças de densidade entre líquidos.

Procedimento

1. Separar os utensílios que serão utilizados.
2. Para os itens especificados como "padrão", seguir a técnica de medição apresentada em aula. Para os itens especificados como "cheios", preencher o recipiente sem utilizar a técnica apresentada.
3. Pesar os ingredientes e descontar o peso do recipiente.
4. Anotar na tabela em gramas (g) ou mililitros (ml).

Experimento 1 – Pesagem e medição de ingredientes secos

- Açúcar refinado;
- sal refinado;
- farinha de trigo especial;
- amido de milho;
- fubá;
- leite em pó;
- fermento em pó químico.

Experimento 2 – Pesagem e medição de líquidos

- Água;
- óleo;
- leite integral.

Experimento 3 – Pesagem e medição de gêneros pastosos

- Margarina;
- maionese;
- doce em pasta;
- extrato de tomate.

Tabela 3.1 Tabela de padronização de pesos e medidas

Item	Xícara de chá padrão*	Xícara de chá cheia	Colher de sopa padrão*	Colher de sopa cheia	Colher de chá padrão*	Colher de chá cheia
Açúcar refinado						
Sal refinado						
Farinha de trigo especial						
Fubá						
Leite em pó						

(continua)

Tabela 3.1 Tabela de padronização de pesos e medidas (continuação)

Item	Xícara de chá padrão*	Xícara de chá cheia	Colher de sopa padrão*	Colher de sopa cheia	Colher de chá padrão*	Colher de chá cheia
Fermento químico						
Água						
Óleo						
Leite integral						
Margarina						
Maionese						
Doce em pasta						
Extrato de tomate						

* Padrão = nivelada

HORTALIÇAS E FRUTAS 4

Hortaliças

O termo "hortaliça" se refere ao grupo de alimentos habitualmente cultivados em hortas. Este grupo abrange as verduras e os legumes e corresponde às partes das plantas que servem para o consumo humano, tais como folhas, flores, raízes, caules, sementes e frutos. De maneira geral, as verduras são as partes folhosas dessas plantas, e os legumes incluem os frutos, sementes ou outras partes que se desenvolvem na terra.

Classificação Botânica

As hortaliças são classificadas botanicamente, segundo suas partes comestíveis, em:

- **Folhas**: alface, agrião, acelga, almeirão, escarola, mostarda, couve, repolho, rúcula, endívia, chicória, espinafre, radicchio, couve-de-bruxelas.
- **Sementes**: ervilha fresca, milho verde, broto de feijão.
- **Raízes e tubérculos**: cenoura, beterraba, nabo, rabanete, mandioquinha-salsa (batata-baroa), batata, batata doce, mandioca, inhame, cará.
- **Bulbos**: alho, cebola, alho-poró, cebolinha.

- **Flores**: brócolis, couve-flor, alcachofra.
- **Caules**: aspargo, palmito, aipo (salsão), broto de bambu.
- **Frutos**: tomate, abobrinha, pepino, abóbora, pimentão, quiabo, chuchu, berinjela, entre outros.

Classificação Comercial

A classificação comercial de hortaliças se refere à comparação de produtos em relação a um padrão, de forma a estabelecer critérios para enquadrá-los em grupos, classes e tipos. Atualmente, a classificação de produtos hortifrutigranjeiros é uma tendência muito forte, especialmente quando se fala em padrão de produtos para exportação ou comercialização destes em nichos de mercado específicos, já que agrega valor ao produto (maior recompensa para produtos de melhor qualidade), melhora a apresentação, a uniformidade de tamanho e a cor e reduz o desperdício.

Propriedades Nutricionais

De maneira geral, as hortaliças são fontes de nutrientes, como vitaminas, minerais e fibras; possuem poucas calorias; e seu valor nutricional varia de acordo com a classificação botânica. Os tubérculos e raízes, por exemplo, têm maior teor de carboidratos do que outras hortaliças. Já em relação ao teor de vitaminas, pode-se destacar o ácido ascórbico (vitamina C), o betacaroteno (pró-vitamina A) e a tiamina (vitamina B1). Os principais minerais presentes neste grupo são o ferro, o cálcio, o potássio e o magnésio. As fibras também são encontradas nas hortaliças de modo abundante, tanto em sua forma solúvel quanto insolúvel.

Apesar de serem boas fontes de vitaminas e minerais, as hortaliças possuem também substâncias, como o oxalato e os fitatos, que podem prejudicar o aproveitamento destes nutrientes pelo organismo humano.

Visto a importância nutricional do grupo das hortaliças como fonte de nutrientes e também como parte de uma estratégia para uma vida mais saudável, o Ministério da Saúde recomenda que sejam consumidas diariamente três porções de hortaliças. Segundo a Organização Mundial da Saúde (2003), o consumo inadequado de verduras e legumes é um dos cinco principais fatores relacionados à carga total de doenças.

Aquisição e Armazenamento

Após a colheita, as hortaliças passam a sofrer alterações, como desitratação e perda de nutrientes, especialmente aquelas ocasionadas por enzimas (modificação da coloração em folhas verdes, por exemplo). Além disso, cuidados são necessários para que sejam atingidos os padrões microbiológicos aceitáveis e seguros para consumo humano. Para que isso ocorra, alguns aspectos devem ser observados:

- Avaliar os fornecedores considerando o cumprimento das boas práticas de manipulação dos alimentos.
- Na previsão de compras, considerar as perdas relacionadas à remoção de partes não comestíveis, como será apresentado posteriormente.
- Após o recebimento, remover as partes indesejadas, como folhas secas ou alimentos inadequados (machucados).
- Hortaliças como batata, mandioca e cebola podem ser armazenadas em temperatura ambiente, desde que em local seco e bem ventilado.
- Verduras e outras hortaliças mais suculentas, como abobrinha, cenoura e outras, devem ser armazenadas em geladeira com temperatura até 10 °C e bem acondicionadas em sacos plásticos transparentes e limpos ou recipientes plásticos com tampa.
- Para armazenamento de hortaliças congeladas, é imprescindível que este seja precedido pelo branqueamento, etapa que consiste em destruir, pela ação do calor, enzimas que podem ocasionar alterações no alimento, como o escurecimento, por exemplo, além de reduzir as formas vegetativas de micro-organismos presentes na superfície do alimento.

- Durante o congelamento, para que as hortaliças mantenham sua qualidade sensorial (cor, aroma, sabor e textura), o ideal é que o alimento permaneça o menor tempo possível na faixa entre 0 e -4 °C (em que ocorre a formação de cristais de água).

Pré-Preparo

As etapas de pré-preparo e preparo dos alimentos podem ocasionar perdas de vitaminas. Por esse motivo, a escolha do método adequado para cada hortaliça é fundamental para o planejamento das preparações, de modo que o tempo de manipulação não acarrete perdas maiores, uma vez que, quanto maior o tempo de exposição, maior é o contato do alimento com condições que favoreçam a degradação e a oxidação de vitaminas (calor, luz, oxigênio).

Outro fator que contribui para a perda de vitaminas hidrossolúveis é o contato com a água, especialmente durante a higienização. Logo, quanto maior for o tempo de contato, maiores serão as perdas. A higienização de hortaliças é uma etapa fundamental do processo, pois garante a redução de contaminação até níveis seguros para o consumo.

Hortaliças devem ser lavadas em água corrente antes do uso, e aquelas que serão consumidas cruas ou com casca devem ser submetidas a desinfecção com hipoclorito de sódio em concentração recomendada pela legislação sanitária vigente, em imersão por 15 minutos, seguidos de enxágue.

Preparo

É nesta etapa que, muitas vezes, ocorrem as maiores perdas de nutrientes, caso não sejam utilizados os métodos adequados de cocção que envolva o controle de tempo e temperatura.

Cocção a vapor

Representa o método com menores perdas de vitaminas hidrossolúveis, visto que há pouco contato do alimento com a água e há boa preservação das características sensoriais.

Cocção em água

Ocasiona grandes perdas devido ao grande contato do alimento com a água. Tais perdas podem ser minimizadas adotando-se medidas como utilizar volume reduzido de água (somente o necessário para realizar a cocção) e cozinhar as hortaliças com casca ou em pedaços grandes, bem como evitar altas temperaturas e tempo excessivo, o que também pode alterar a textura e a cor dos alimentos. Sempre que possível, a água de cocção deve ser utilizada em outras preparações.

Pigmentos

O conhecimento dos pigmentos presentes nas hortaliças auxilia na escolha do método de cocção mais adequado para a manutenção das características sensoriais do alimento. Vale ressaltar que práticas como a utilização de bicarbonato de sódio, embora ajudem na manutenção da cor de hortaliças verdes, podem destruir algumas vitaminas devido à alcalinização do meio.

Tabela 4.1 Pigmentos presentes em hortaliças

Pigmento	Cor	Solubilidade em água	Ácido	Álcali	Cocção prolongada
Clorofila	Verde	Pouco solúvel	Verde "opaco"	Verde intenso	Verde "opaco"
Caroteno	Alaranjado	Insolúvel	-	-	Escurecimento
Xantofila	Amarelo	Pouco solúvel	-	-	Escurecimento
Licopeno	Vermelho	Insolúvel	-	-	Escurecimento

(continua)

Tabela 4.1 Pigmentos presentes em hortaliças (continuação)

Pigmento	Cor	Solubilidade em água	Ácido	Álcali	Cocção prolongada
Antocianina	Vermelho	Muito solúvel	Vermelho intenso	Torna-se roxo	-
Flavinas	Branco-amarelado	Solúvel	Branca	Amarelada	Escurecimento
Taninos	Incolor	Insolúvel	-	Escurecimento	Anula

Fonte: Philippi, 2003.

Preparações Utilizadas

- Sucos;
- saladas simples;
- saladas compostas;
- saladas ligadas;
- sopas;
- purês;
- recheadas;
- à milanesa;
- à doré;
- refogadas;
- gratinadas;
- suflês.

Frutos

Segundo definição resumida de Crawford, "fruta é a parte carnuda e comestível que envolve as sementes das plantas e árvores. Seu tecido é suculento, e sua consistência varia de acordo com a espécie e a variedade da planta". São dotadas de aroma característico, contêm grande quantidade de água e possuem diferentes concentrações de açúcares, porém sempre superiores às das hortaliças. A maioria das frutas pode ser consumida crua, sem a necessidade de cocção ou outros métodos de processamento.

Estrutura

As frutas são constituídas de três estruturas botânicas básicas:

- **endocarpo**: parte interna que envolve as sementes;
- **mesocarpo**: camada intermediária, mais suculenta e resistente;
- **epicarpo**: parte externa, membranácea e fibrosa.

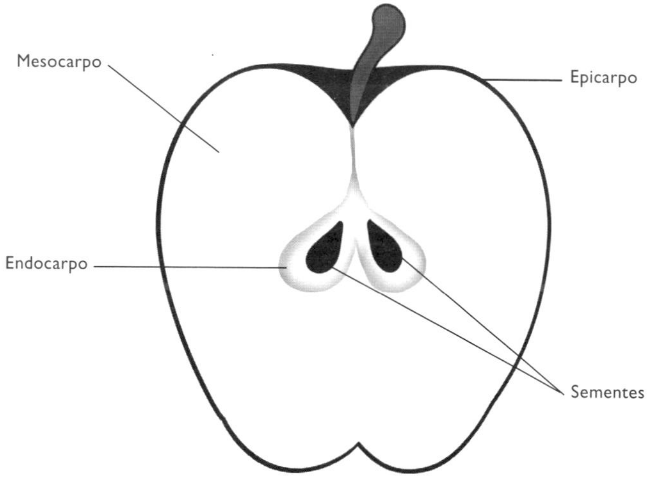

Figura 4.1 Estrutura botânica das frutas.

Classificação Comercial

De acordo com suas características, são classificadas comercialmente, como já referido no item "Hortaliças", e obedecem à seguinte padronização:

- **Extra**: fruta sem defeitos, desenvolvida e madura; possui tamanho, cor e forma uniformes, sem defeitos ou manchas na casca.
- **De primeira**: fruta de boa qualidade, porém são toleradas pequenas manchas na casca, desde que não prejudiquem o aspecto geral do produto.
- **De segunda**: fruta de boa qualidade que pode apresentar pequenas alterações de cor, desenvolvimento e forma, porém não pode estar danificada.
- **De terceira**: neste grupo, se enquadram as frutas que não se adequaram a nenhuma das classes anteriores e que geralmente são destinadas à indústria alimentícia para produção de sucos, geleias, compotas, doces e outros.

Propriedades Nutricionais

As frutas frescas são boas fontes de vitamina C (especialmente as cítricas), betacaroteno ou pró-vitamina A (frutas de cor amarelo-alaranjado), potássio e fibras solúveis (geralmente, presentes na polpa de algumas frutas) e insolúveis (presentes, em sua maioria, na casca e no bagaço).

Contêm concentrações variáveis de carboidratos, principalmente os açúcares, dentre os quais se destaca a frutose, o açúcar das frutas e do mel. De maneira geral, são pobres em proteínas e gorduras, com exceção feita a abacate, avocado, coco e frutas secas.

Este grupo de alimentos tem importante papel na prevenção de doenças crônicas não transmissíveis (DCNT – obesidade, diabetes, hipertensão, câncer e outras), devido às características já citadas, e fitoquímicos de grande relevância nutricional. Recomenda-se o consumo de três porções diárias.

Aquisição e Armazenamento

As frutas são consideravelmente suscetíveis a alterações por enzimas e micro-organismos, especialmente quando apresentam o grau de maturação desejado para consumo. A deterioração pode ser acelerada pela presença de amassamentos na fruta.

A escolha deve contemplar a análise das características sensoriais, as condições de higiene, a ausência de machucados e os amassamentos. O armazenamento das frutas pode ser feito em temperatura ambiente ou em refrigeração – isso depende do estágio de maturação de cada fruta.

Para ampliar o tempo de conservação, as frutas podem, ainda, ser congeladas ou submetidas a conservas (frutas em calda, por exemplo) ou desidratadas (frutas secas). As frutas oleaginosas (castanha brasileira, noz, avelã e outros), por sua vez, devem ser acondicionadas em temperatura ambiente em local fresco e seco.

Pré-Preparo e Preparo

Todas as frutas consumidas com casca devem ser submetidas aos métodos de desinfecção mencionados anteriormente, no item "Hortaliças". Quando da utilização das frutas para o preparo de compotas, geleias, sobremesas e outras preparações que envolvam cocção, estas devem ser lavadas em água corrente, além de terem suas partes não utilizáveis removidas. O tempo de cocção, bem como a quantidade de água utilizada, devem ser monitorados.

Tipos de Cortes Utilizados para Hortaliças e Frutos

- **Cubos:** *brunoise* ou jardineira (3 mm × 3mm × 3 mm) e cubos pequenos (6 mm × 6 mm × 6 mm), médios (9 mm × 9 mm × 9 mm), cubos grandes ou *mirepoix* (1,5 cm × 1,5 cm × 1,5 cm).
- **Bastões:** *julienne* (3 mm × 3 mm × 2,5 cm), fritas (1 cm × 5 cm), palito (6 mm × 6 mm × 5 a 6 cm).
- **Fatiados:** *chips* (2 mm).
- ***Chiffonade:*** utilizado em cortes de folhas, tiras finas.

- ***Noisette:*** corte muito usado em batatas, de formato esférico, que lembra a avelã.

Tema: Protocolo de Aula Prática 2

Estudo Experimental de Hortaliças

Objetivos

- Identificar os pigmentos de vegetais e as modificações que estes sofrem quando submetidos a diferentes meios (pH).
- Conhecer e aplicar o procedimento de branqueamento de vegetais.

Procedimento

Experimento I – Pigmentos em hortaliças

- Separar três panelas diferentes com água (aproximadamente 500 ml) e aquecê-las.
- Realizar o pré-preparo dos vegetais que serão utilizados.
- Acrescentar 50 ml de vinagre na primeira panela; 20 g de bicarbonato de sódio na segunda; e manter a terceira sem alterações.
- Colocar aproximadamente 50 g do alimento correspondente ao grupo em cada panela e ferver por alguns minutos, exceto a panela cuja água não sofreu acréscimos, pois nesta o alimento deve ser cozido por 20 minutos.
- Observar as alterações e anotar.

Alimento	Cor	Pigmento	Solúvel em água	Ação ácida	Ação alcalina	Cocção prolongada
Grupo 1 Brócolis						
Grupo 2 Repolho-roxo						
Grupo 3 Cenoura						
Grupo 4 Batata						
Grupo 5 Tomate						

Experimento 2 – Branqueamento de hortaliças

- Realizar o pré-preparo de 200 g de batata e 200 g de cenoura.
- Cortar em cubos médios.
- Em uma panela, ferver aproximadamente 500 ml de água.
- Quando a água ferver, acrescentar metade das hortaliças em cubos e ferver por 2 minutos.
- Escorrer a água quente e banhar com água gelada.
- Deixar escorrer, armazenar em sacos plásticos transparentes, identificar com etiqueta e congelar.
- A outra metade das hortaliças deve ser colocada em sacos plásticos seguindo o mesmo procedimento citado no item anterior.
- Na aula seguinte, analisar as diferenças entre os vegetais branqueados e não branqueados.

Protocolo de Aula Prática 3

Tema: Preparações com Hortaliças

Objetivos

- Reconhecer as diferentes formas de preparo de hortaliças.
- Identificar a diferença ente preparações de entrada e guarnição.
- Aplicar diferentes tipos de cortes.
- Reconhecer as porções sugeridas.

Preparações Propostas

A – salada de alface *chiffonade* com pepino e hortelã

Ingredientes	Quantidade	Unidade de medida
Alface crespa	1	Maço
Pepino caipira	1	Unidade
Iogurte natural	1	Copo
Hortelã	½	Xícara (chá)
Sal	1	Colher (chá)
Limão – suco	1	Xícara (café)

Modo de preparo:

1. Higienizar as hortaliças.
2. Cortar a alface e o pepino conforme os cortes propostos.
3. Montar a salada em uma travessa e reservar.
4. Bater no liquidicador a hortelã, o iogurte, o suco de limão e o sal.
5. Servir o molho separadamente.

Sugestão de porção: alface 30 g + pepino 50 g.

B – Salada *julienne* de legumes (vagem, cenoura, milho-verde)

Ingredientes	Quantidade	Unidade de medida
Vagem-macarrão	200	Grama
Cenoura	200	Grama
Milho-verde em conserva	1	Lata
Sal	1	Colher (chá)
Azeite	1	Colher (sobremesa)
Vinagre	1	Colher (sopa)
Salsa picada	QB	

QB = quanto baste.

Modo de preparo:

1. Lavar, descascar e cortar a cenoura e a vagem em *julienne.*
2. Cozinhar a cenoura e a vagem em água até ficar *al dente.*
3. Escorrer e resfriar.
4. Misturar a cenoura e a vagem com o milho já escorrido em uma travessa.
5. Temperar com sal, azeite, vinagre e salsa.

Sugestão de porção: vagem 40 g + cenoura 40 g + milho verde 20 g.

C – Salada de alface com cebola temperada

Ingredientes	Quantidade	Unidade de medida
Cebola	2	Unidade
Sal	1	Colher (café)
Azeite	1	Xícara (café)
Vinagre branco	1	Xícara (café)
Orégano	2	Colher (sopa)
Alface crespa	1	Maço

Modo de preparo:

1. Descascar a cebola e cortar em fatias finas.
2. Temperar a cebola com sal, azeite, vinagre e orégano e reservar.
3. Higienizar a alface.
4. Montar a salada de alface em uma travessa e reservar.
5. Decorar com as fatias de cebola temperadas.

Sugestão de porção: alface 50 g + cebola 10 g.

D – Espinafre ao alho

Ingredientes	Quantidade	Unidade de medida
Espinafre	1	Maço
Óleo	2	Colher (sopa)
Alho	4	Dente
Sal	1	Colher (chá)

Modo de preparo:

1. Higienizar o espinafre e picar as folhas e talos.
2. Aquecer o óleo e dourar o alho levemente.
3. Acrescentar o espinafre e refogar até murchar.
4. Adicionar o sal, misturar e deixar secar o excesso de líquido.

Sugestão de porção: espinafre 80 g + alho adicional 2 g.

E – Salada de chuchu com ovos

Ingredientes	Quantidade	Unidade de medida
Chuchu	500	Grama
Ovo	2	Unidade
Azeitona verde sem caroço	50	Grama
Sal	1	Colher (sopa)
Azeite	1	Colher (chá)
Vinagre	1	Colher (sopa)

Modo de preparo:

1. Lavar, descascar e cortar o chuchu em cubos pequenos.
2. Cozinhar o chuchu em água suficiente para cobrir até ficar *al dente*.
3. Cozinhar os ovos em água suficiente para cobrir e deixar esfriar.
4. Descascar os ovos e picar em cubos pequenos.
5. Picar a azeitona.
6. Misturar o chuchu com os ovos cozidos e as azeitonas.
7. Temperar com sal, azeite e vinagre.

Sugestão de porção: chuchu 80 g + ovo cozido 20 g + azeitona 10 g.

F – Chuchu gratinado

Ingredientes	Quantidade	Unidade de medida
Chuchu	500	Grama
Sal	1	Colher (sopa)
Creme de leite sem soro	1	Lata
Queijo parmesão ralado	6	Colher (sopa)

Modo de preparo:

1. Lavar, descascar e cortar o chuchu em cubos grandes.
2. Cozinhar o chuchu em água suficiente para cobrir e sal até ficar *al dente*.
3. Escorrer e colocar em um refratário.
4. Cobrir com creme de leite e parmesão ralado e levar ao forno para gratinar.

Sugestão de porção: 100 a 120 g.

G – Batata-doce *chips*

Ingredientes	Quantidade	Unidade de medida
Batata-doce	500	Grama
Sal	QB	
Óleo de soja	QS para fritar	

QS = quantidade suficiente.

Modo de preparo:

1. Lavar, descascar e cortar a batata-doce *chips*.
2. Aquecer o óleo em uma panela.
3. Fritar a batata-doce *chips* e escorrer.
4. Adicionar o sal.

Sugestão de porção: 80 g.

H – Purê de batata-doce com leite de coco

Ingredientes	Quantidade	Unidade de medida
Batata-doce	500	Grama
Manteiga	50	Grama
Sal	1	Colher (sopa)
Leite de coco	150	Mililitro
Cebolinha	QB	

Modo de preparo:

1. Cozinhar a batata-doce até que fique macia.
2. Escorrer e espremer a batata-doce ainda quente.
3. Misturar a manteiga e o sal e levar ao fogo, mexendo levemente.
4. Acrescentar o leite de coco até ficar em ponto de purê.
5. Decorar com cebolinha laminada.

Sugestão de porção: 100 g.

I – Salada *waldorf*

Ingredientes	Quantidade	Unidade de medida
Maçã verde em cubos pequenos	4	Unidade
Salsão laminado	2	Xícara (chá)
Suco de limão	2	Colher (sopa)
Maionese	150	Mililitro
Uvas-passas claras	½	Xícara (chá)
Nozes picadas	½	Xícara (chá)

Modo de preparo:

1. Higienizar e cortar a maçã e o salsão. Reservar.
2. Higienizar e espremer o limão.

3. Misturar o suco de limão com a maionese em uma travessa e acrescentar os demais ingredientes, misturando bem.

Sugestão de porção: 80 g.

Quadro de comparação									
Experiência	A	B	C	D	E	F	G	H	I
Categoria da preparação *									
Peso bruto (g)									
Peso líquido (g)									
IC									
Peso cozido (g)									
ICc									
Calor empregado									
Peso da porção (g)									
Público **									
Observações sensoriais									

* E = entrada. G = guarnição.

** A = diretoria; B = administrativo; C = operacional.

IC = índice de correção. ICc = índice de cocção.

Protocolo de Aula Prática 4

Tema: Estudo Experimental de Frutas

Objetivo

Conhecer as diversas aplicações de frutas utilizadas em técnica dietética.

Preparações Propostas

A – Salada de frutas

Ingredientes	Quantidade	Unidade de medida
Abacaxi	1	Unidade
Mamão papaia	3	Unidade
Laranja	8	Unidade
Banana	6	Unidade
Maçã	4	Unidade
Açúcar	2	Colher (sopa)

Modo de preparo:

1. Higienizar as frutas.
2. Descascar e picar as frutas: abacaxi, mamão papaia, 6 unidades de laranja, banana e maçã.
3. Preparar uma calda com suco de duas unidades de laranja e o açúcar.
4. Acrescentar a calda à preparação.
5. Preparar uma porção de aproximadamente 100 a 120 g.
6. Verificar rendimento e proporção das frutas.

B – Banana à milanesa

Ingredientes	Quantidade	Unidade de medida
Bananas	4	Unidade
Farinha de trigo	2	Colher (sopa)
Ovo	1	Unidade
Farinha de rosca	4	Colher (sopa)
Óleo de soja	QS para fritar	

Modo de preparo:

1. Descascar as bananas e dividi-las em duas ou três partes.
2. Passar pela farinha de trigo, depois pelo ovo batido e, em seguida, pela farinha de rosca.
3. Fritar em óleo quente.
4. Preparar porções de aproximadamente 50 a 100 g.

C – Abacaxi grelhado

Ingredientes	Quantidade	Unidade de medida
Abacaxi	1	Unidade
Margarina	1	Colher (sopa)

Modo de preparo:

1. Fatiar o abacaxi em aproximadamente oito rodelas médias.
2. Em uma frigideira, adicionar a margarina.
3. Grelhar as fatias de abacaxi até dourar.
4. Preparar porções de aproximadamente 50 a 100 g.

D – Creme de papaia

Ingredientes	Quantidade	Unidade de medida
Mamão papaia	½	Unidade
Sorvete de creme	2	Colher (sopa)

Modo de preparo:

1. Bater no liquidificador o mamão papaia e o sorvete, até ficar cremoso.
2. Colocar em uma taça com cobertura de licor de cassis.

E – Preparo de porções de frutas para sobremesa

Ingredientes	Quantidade	Unidade de medida
Mamão formosa	1	Unidade
Melão	2	Unidade
Laranja	3	Unidade

Modo de preparo (com o mamão e o melão, obter 3 fatias de frutas com peso de 150 g e 3 fatias com 180 g):

1. Em uma fatia de 150 g e outra de 180 g, retirar as cascas das fatias, deixando a fatia inteira.
2. Em uma fatia de 150 g e outra de 180 g, retirar as cascas e picar.
3. Deixar uma fatia de 150 g e outra de 180 g com casca.
4. Comparar os tamanhos das porções e apresentações.

Preparo de porções de laranja:

1. Descascar uma unidade de laranja normalmente.
2. Descascar uma unidade, retirando grande quantidade da casca (de acordo com orientação da professora).
3. Preparar uma porção com laranja picada.
4. Verificar peso das porções.

F – Sucos

Ingredientes	Quantidade	Unidade de medida
Limão	2	Unidade
Açúcar	6	Colher (sopa)
Maracujá	2	Unidade
Laranja	4	Unidade
Mamão papaia	½	Unidade

Modo de preparo:

1. Preparar suco de limão a 10% e açúcar a 10%.
2. Preparar suco de maracujá a 30% e açúcar a 10%.
3. Preparar suco com quatro laranjas, 40% de mamão e 7,5% de açúcar.
4. Comparar consistências e sabores das preparações.

G – Batida de frutas com leite

Ingredientes	Quantidade	Unidade de medida
Mamão papaia	3	Unidade
Açúcar	6	Colher (sopa)
Leite	900	Mililitro

Modo de preparo:

1. Preparar com 300 ml de leite, mamão a 40% e açúcar a 7,5%.
2. Preparar com 300 ml de leite, mamão a 80% e açúcar a 7,5%.
3. Preparar com 300 ml de leite, mamão a 30% e açúcar a 10%.
4. Comparar consistências e sabores das preparações.

ÍNDICES APLICADOS AO PREPARO DE ALIMENTOS

5

ÍNDICE DE CORREÇÃO (IC)

Também denominado Indicador de Parte Comestível (IPC) ou Fator de Correção (FC), este é um índice que quantifica perdas durante a operação de pré-preparo dos alimentos quando da remoção de partes não comestíveis (cascas, folhas queimadas ou murchas, talos, ossos ou aparas). É determinado pela relação entre o peso bruto e o peso líquido do alimento, em que:

- **peso bruto**: peso do alimento *in natura* antes de sofrer qualquer etapa de pré-preparo ou remoção de partes não comestíveis;
- **peso líquido**: peso do alimento cru e limpo após a remoção de partes não comestíveis.

É calculado dividindo-se o peso bruto pelo peso líquido.

$$\text{Índice de correção} = \frac{\text{Peso bruto (PB)}}{\text{Peso líquido (PL)}}$$

Por meio da aplicação do índice de correção, são ajustados volumes para previsão de compras, bem como é feito o cálculo do custo real do alimento. Falhas nas estimativas de aquisição de gêneros podem ocasionar falta ou desperdício de gêneros alimentícios, bem como aumento nos custos.

Cada unidade ou serviço deve possuir sua própria tabela de Índice de Correção, pois pode haver variação na quantidade de perdas devido à qualidade da matéria-prima (diferenças de fornecedores e safra dos alimentos, por exemplo), tipos de utensílios ou equipamentos adotados (diferença entre descascadores manuais e mecânicos/elétricos, por exemplo) e treinamento de recursos humanos.

Índice de Cocção (ICc)

O índice de cocção (ICc), ou fator de cocção (FC), representa a relação entre o alimento em sua forma crua e cozida, indicando perdas ou ganhos durante o preparo dos alimentos. Apresenta variações para um mesmo alimento, as quais são determinadas pelo método de cocção adotado (calor seco, calor úmido, calor misto) e também sofre alterações em diferentes preparações devido ao acréscimo de outros ingredientes além do alimento principal.

É calculado dividindo-se o peso do alimento cozido pelo peso líquido do alimento:

$$\text{Índice de cocção} = \frac{\text{Peso cozido (Pcoz)}}{\text{Peso líquido (PL)}}$$

Índice de Reidratação (IR)

Utilizado para verificar o ganho de água (reidratação) em cereais, leguminosas e outros alimentos deixados em remolho.

$$\text{Índice de reidratação} = \frac{\text{Peso pós-remolho (escorrido)}}{\text{Peso líquido (PL)}}$$

Definição de *Per Capita* e Porção

Para estimar quantidades de alimentos a serem adquiridos ou servidos, bem como para adequação do cálculo do valor nutricional de cardápios, devem ser compreendidos dois conceitos básicos:

- **porção**: quantidade de alimento ou preparação prontos para consumo por um indivíduo;
- ***per capita***: quantidade de alimento cru e limpo para um indivíduo.

A partir do *per capita*, é possível realizar o dimensionamento de compras, sendo que este pode ser obtido a partir do cálculo do peso líquido (PL) pelo rendimento em número de porções da preparação ou ainda por meio de tabelas de *per capita*.

GRÃOS

6

Cereais

De acordo com a Resolução n. 12, de 24 de julho de 1978, da Agência Nacional de Vigilância Sanitária (Anvisa), cereais são "as sementes ou os grãos comestíveis das gramíneas, tais como arroz, trigo, centeio e aveia". São alimentos fundamentais na alimentação humana, tanto por seu valor nutricional quanto pela facilidade de conservação.

Estrutura

Os grãos possuem envoltório (casca), película, endosperma e germe. Cada uma dessas estruturas apresenta uma composição nutricional diferenciada. O endosperma é a parte mais representativa do grão (cerca de 80%).

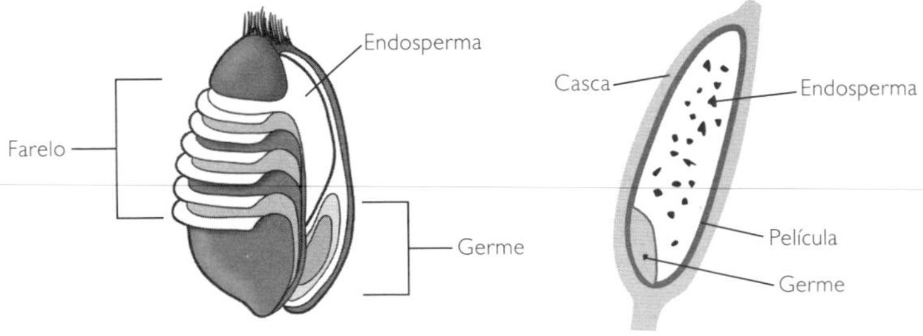

Figura 6.1 Estrutura dos grãos.

Os cereais podem passar pelo processo de beneficiamento (remoção da casca, películas e germe), resultando em um cereal rico em amido e com algumas proteínas de baixa qualidade nutricional, ou então disponibilizados em sua forma integral.

Classificação Comercial

De maneira geral, os cereais são classificados segundo sua forma, peso e tamanho (o comprimento, a largura e a espessura variam significativamente entre os tipos de cereais). O cereal cuja classificação é mais difundida é o arroz, que, além dos critérios anteriores, tem outro aspecto considerado: o percentual de grãos quebrados após o polimento.

As dimensões para enquadrar os grãos nas classes comerciais são estabelecidas pela Portaria Ministerial n. 269, de 17 de novembro de 1988, e as classes utilizadas são:

- **longo fino**: comprimento igual ou superior a 6 mm, espessura de 1,9 mm, no máximo;
- **longo**: comprimento igual ou superior a 6 mm;
- **médio**: comprimento entre 5 e 6 mm;
- **curto**: comprimento inferior a 5 mm.

No contexto da classificação, as técnicas de colheita têm papel importante, uma vez que, se o arroz não for imediatamente submetido a secagem, ele fica sujeito a fermentação. Caso os grãos sejam colhidos antes do período adequado, podem não alcançar o desenvolvimento esperado. Contudo, a colheita tardia tende a dificultar a remoção dos grãos que ficam retidos, resultando em um produto com mais quebras e imperfeições. O beneficiamento inclui desde a entrada dos grãos na unidade de beneficiamento até a embalagem e a distribuição, e tem como objetivo melhorar a aparência e a pureza dos lotes.

Em relação ao tipo de arroz, o tipo 1 é o que apresenta o menor percentual de defeitos e grãos quebrados.

Propriedades Nutricionais

Os grãos têm composição semelhante e têm em média 70% de carboidratos, principalmente o amido, além de vitaminas do complexo B (tiamina, riboflavina e niacina). Em sua forma integral, os cereais também contêm bons teores de fibras (provenientes da casca), e no germe é onde ocorre a maior concentração de vitaminas e minerais (maior teor de tiamina, além de vitamina E, entre outros).

Em relação à quantidade de proteínas, a concentração é de cerca de 10%, e são consideradas incompletas nutricionalmente, pois têm como aminoácido limitante a lisina. Entretanto, a limitação proteica dos cereais pode ser compensada por meio do balanceamento de cereais e leguminosas (ambos se complementam no cômputo de aminoácidos), o que resulta em proteínas de boa qualidade. Exemplo disso é o consumo de arroz combinado com feijão, na proporção de 3:1.

Já os cereais integrais são aqueles cuja estrutura original não foi alterada, ou seja, não houve perda nutricional em virtude do beneficiamento. Por preservarem os nutrientes tanto em quantidade quanto em qualidade, são considerados mais nutritivos, principalmente em relação à quantidade de fibras, vitaminas e minerais, presentes em maior parte no germe e na casca.

Características Funcionais dos Cereais

Glúten

É uma proteína presente em alguns cereais (trigo, aveia, centeio e cevada) que tem a capacidade de conferir elasticidade às massas quando em contato com a água. A formação "elástica" do glúten favorece a estrutura da massa por meio da incorporação de gás carbônico, resultando em massas com propriedades de crescimento e aeração. Em contato com o calor, a estrutura do glúten desidrata, adquirindo aspecto crocante (p. ex.: o pão assado). É importante ressaltar que algumas condições requerem a restrição do glúten, como é o caso da doença celíaca ou intolerância ao glúten, e os indivíduos com esse tipo de intolerância devem evitar o consumo dos cereais citados ou subprodutos destes.

Amido

O amido presente nos cereais tem propriedades higrosocópicas, ou seja, é capaz de absorver e perder umidade rapidamente. São insolúveis em água fria e, se deixados em descanso, podem decantar (antes da cocção), sofrendo modificações de acordo com as técnicas aplicadas, que podem ser: gelatinização, dextrinização e retrogradação.

Gelatinização

O amido em contato com a água quente tende a aumentar de volume, devido a sua capacidade de absorver água, e adquire coloração transparente. A gelatinização do amido ocorre até 95 °C. Acima desta temperatura, as estruturas se alteram, e a preparação passa a ter consistência líquida e fluida. A adição de açúcar ou de sal em altas concentrações pode retardar a gelatinização do amido, e, para minimizar tais efeitos, o ideal é adicionar esses ingredientes ao final da preparação. As gorduras também têm a capacidade de retardar ou impedir a gelatinização do amido, pois "revestem" os grãos ou grânulos, reduzindo a absorção de água. A agitação após o cozimento também pode tornar as partículas de amido mais frágeis e causar seu rompimento, interferindo na consistência final da preparação.

Dextrin é a quebra ou hidrólise do amido em dextrina pela ação do calor. A dextrina, diferentemente do amido, não tem capacidade de formação de gel ou goma e dá características mais fluidas às preparações, porém sua digestibilidade é melhor quando comparada à do amido, e, por este motivo, os cereais dextrinizados são mais indicados na alimentação infantil, assim como as farofas, que normalmente são preparadas com farinha torrada. Na presença de ácidos, como frutas cítricas, por exemplo, o amido também sofre hidrólise. Logo, receitas que contenham ácidos devem ter maior proporção de amido.

Retrogradação

Esta propriedade está relacionada à insolubilidade do amido em água fria, ou seja, o amido "expulsa" a água em temperaturas frias, podendo ocorrer a formação de grumos, por exemplo.

Armazenamento, Pré-Preparo e Preparo

Durante o armazenamento, os cereais devem ser mantidos em local seco, fresco e protegido da incidência de raios solares, preferencialmente em temperatura ambiente e distante do acesso de roedores e insetos.

Quanto ao preparo, sabe-se que os grãos integrais cozinham mais facilmente quando submetidos ao remolho prévio. Durante a cocção, a celulose é quebrada pela ação prolongada do calor, e o interior dos grãos (predominantemente amido) sofre gelatinização, cuja absorção de água pode chegar a triplicar o volume inicial. Os cereais polidos ou descorticados tendem a gelatinizar rapidamente, como muitas vezes acontece com o arroz "papa".

Para o preparo do arroz solto e com grãos macios, o ideal é refogá-lo em gordura aquecida, com ou sem temperos, promovendo a dextrinização das camadas externas do grão. Além disso, a gordura irá "selar" os grãos, evitando que, após a gelatinização do amido, os grãos fiquem aderidos uns aos outros.

Os cereais podem ser consumidos em sua forma natural (p. ex.: aveia em flocos), cozidos e refogados (p. ex.: arroz), na forma de saladas (p. ex.: trigo em grão), como complementar a outras preparações como sopas e, ainda, como parte de uma receita na forma de farinhas (p. ex.: pães, bolos, biscoitos e massas preparados com farinhas).

Tipos de Arroz

No Brasil, há três tipos de arroz disponíveis para consumo humano:

- **Arroz integral**: apesar de mais nutritivo que o arroz branco, pois preserva camadas externas (fontes de fibras, vitaminas e minerais), é ainda pouco consumido no país.
- **Arroz branco polido**: é resultado do polimento dos grãos integrais, processo em que os grãos sofrem atritos mecânicos que eliminam as camadas externas do grão e o germe.
- **Arroz parboilizado**: o processo de parboilização consiste em três operações básicas: maceração; tratamento pelo vapor; e secagem dos grãos. Estas operações causam modificações, como gelatinização parcial do amido na parte interna do grão e retrogradação na parte mais externa do grão, viabilizando grãos mais soltos após o preparo. Em comparação ao arroz polido, o arroz parboilizado apresenta melhor valor nutricional, mas vem acompanhado de odor e cor característicos.

Farinhas

Frequentemente, os cereais são utilizados na forma de farinhas, compondo receitas e uma grande diversidade de produtos, como: pães, massas frescas e secas, biscoitos, macarrão, pudins, molhos, mingaus e outros. De maneira geral, o trigo é o alimento mais utilizado para a fabricação de farinha, mas há opções como farinha de centeio, farinha de aveia, amido de milho, fubá.

A farinha de trigo branca ou especial é a mais comum entre os cereais e resulta da moagem da parcela de amido dos grãos, sem germe e casca. Logo, tem valor nutricional restrito em relação a fibras, vitaminas e minerais, além de ser rica em amido e glúten. É muito utilizada na fabricação de pães que necessitam de maior levedação, biscoitos, massas alimentícias frescas ou secas e bolos.

A farinha de trigo comum tem coloração amarelada em razão do maior teor de vitaminas e minerais e é muito usada em pães que necessitam de menor levedação, como pão sírio e pão sueco, além das preparações já citadas no parágrafo anterior.

A farinha de trigo integral, finalmente, é resultado da moagem do grão em sua forma integral e preserva significativamente o teor de nutrientes. Pode ser usada em substituição à farinha especial ou comum, porém, em virtude de sua composição nutricional diferenciada, presença de fibras e menor teor de glúten, quando comparada à farinha especial, não apresenta as mesmas características de levedação e crescimento.

Segundo a Anvisa, os produtos considerados integrais devem ser obrigatoriamente preparados com farinha de trigo integral, ou fibra de trigo ou farelo de trigo (Resolução n. 90, de 18 de outubro de 2000).

Massas

Massas são preparações à base de farinhas acrescidas de outros ingredientes com funções específicas, como açúcar, ovos, gorduras e outros; podem ou não ter agentes de crescimento em sua composição.

O açúcar (sacarose) nas massas tem a função de conferir sabor ao alimento, mas também tem a capacidade de acentuar a cor das preparações a partir da reação de Maillard (escurecimento não enzimático), conferindo aspecto dourado às massas.

As gorduras, por sua vez, conferem maciez e também podem servir como isolantes, separando camadas de massa, como acontece nas massas folhadas. A gordura também tem a capacidade de inibir a formação de glúten, e o conhecimento dessa interferência é imprescindível, pois se sabe que, quanto maior for a quantidade de gordura, menor é a formação de glúten. As gorduras que apresentam melhor desempenho no preparo de massas são as sólidas em temperatura ambiente, como a manteiga ou a gordura vegetal hidrogenada, por exemplo.

Os ovos também influenciam na maciez da massa, já que a gema tem propriedades emulsionantes e reduz a formação do glúten, enquanto a clara pode propiciar a formação deste, além de incorporar ar, quando usada na forma de claras em neve.

Os líquidos (água, leite ou sucos) são adicionados às massas para auxilar na formação de glúten e na gelatinização do amido. Tanto a quantidade de líquidos utilizada como a proporção em relação à farinha variam em função da consistência desejada.

Quanto aos agentes de crescimento, estes podem ser físicos (claras em neve), químicos (fermento químico à base de ácidos, bicarbonato e amido) ou biológicos (leveduras). A escolha de agentes de crescimento deve levar em consideração o desenvolvimento de glúten nas massas e a proporção de líquidos na receita. Fermentos químicos desenvolvem massas mais fluidas (bolos, por exemplo), enquanto fermentos biológicos têm melhor desempenho em massas com maior desenvolvimento de glúten (como os pães). Na fermentação biológica, o controle de temperatura é fundamental para o sucesso da preparação, visto que as leveduras têm fermentação lenta e cessam suas atividades a aproximadamente 60 °C.

As massas podem ser preparadas em calor seco (pães, bolos e tortas) ou em calor úmido (massas secas ou frescas – macarrão), e são classificadas em:

- **Massas alimentícias**: podem ser secas ou frescas, conhecidas como massa de macarrão, são preparadas basicamente com farinha de trigo e ovos.
- **Bolos**: habitualmente, são doces, e o peso do açúcar não deve exceder o peso da farinha; levam em seu preparo fermento químico (1%) e ovos em proporção igual à de gorduras, que deve ser correspondente a 50% do peso do açúcar; o volume de líquidos deve corresponder ao peso da farinha; são preparados em calor seco (170 °C a 180 °C) e apresentam aspecto dourado na superfície, resultante da reação de Maillard, que ocorre a aproximadamente 150 °C.
- **Tortas**: podem ser doces ou salgadas e consistem basicamente de massa à base de farinha e recheio; são divididas em três categorias:
  - » massa leve (à base de farinha, ovos e fermento);
  - » massa úmida (que contém menos ovos e menos gorduras que a massa leve);
  - » massa podre ou pastelão (à base de farinha e gorduras): tem consistência mais dura e quebradiça e pouco desenvolvimento de glúten em razão da quantidade de gordura presente na massa.
- **Panquecas e crepes**: massas semilíquidas à base de farinha, ovos e leite; a cocção da massa é feita em frigideiras com pequenas quantidades de óleo ou em equipamentos específicos para este fim; podem ser utilizadas doces ou salgadas, dependendo do recheio, podendo ser servidas como entrada, prato principal ou sobremesa.

- **Polentas**: preparadas com fubá, consistem em uma preparação salgada de consistência cremosa proveniente da gelatinização do amido; podem ser moles (ou de colher) ou de corte; têm bom desempenho em frituras.
- **Pão e pizza**: massa básica de farinha, água e fermentação biológica que pode levar em sua composição outros ingredientes, como ovos, gorduras, leite ou açúcar; servem também como base para outras preparações (esfiha, calzone e outros).
- ***Choux***: muito utilizada como base para *éclairs* e bombas; pode ser utilizada como entrada salgada ou com recheios doces.

Leguminosas

Pertencem ao grupo das leguminosas os grãos cujo desenvolvimento se dá em vagens e que são obtidos secos. Seu uso remonta à Antiguidade, com diversas descrições de uso ao longo da história. Populares em todo o mundo em razão de serem uma alternativa viável e de baixo custo para as proteínas de origem animal, são colocadas em posição de destaque entre as sementes destinadas ao consumo humano.

Estrutura

A principal característica das leguminosas é o desenvolvimento dos grãos dentro de vagens ricas em tecido fibroso. Todavia, algumas espécies podem ser consumidas ainda verdes, como a ervilha e a vagem. Os grãos das leguminosas apresentam em sua parte externa celulose e, no interior, amido e proteínas.

Classificação

Há basicamente dois grupos de leguminosas: os grãos secos e as oleaginosas. O primeiro grupo compreende os feijões (carioca, preto, rosa, branco, fradinho e outros), lentilha, grão-de-bico, fava e ervilha; e o segundo grupo, as oleaginosas (amendoim, soja, noz e outros).

Propriedades Nutricionais

A parte fibrosa dos grãos representa cerca de 2% a 5% e é composta principalmente por celulose. A parte interna contém cerca de 50% de carboidratos, especialmente amido, o que os torna boas fontes de energia, e aproximadamente 23% de proteínas, consideradas de boa qualidade, embora não contenham todos os aminoácidos e tenham como limitante a metionina. Ainda em relação às proteínas, a soja ocupa posição de destaque, uma vez que chega a cerca de 40% de proteínas em sua composição, e são quase completas.

A maioria dos feijões é pobre em gorduras (cerca de 5%), com exceção da soja, que pode chegar a 47% do valor calórico proveniente de lipídios. Quanto à composição de micronutrientes, as leguminosas são boas fontes de folato, fósforo, zinco e ferro. Entretanto, uma importante consideração a respeito do ferro nas leguminosas deve ser elucidada: o ferro presente nos feijões é menos biodisponível do que o ferro presente nas carnes, o que pode ser melhorado na presença de vitamina C concomitantemente.

Fatores Antinutricionais

Estão presentes nas leguminosas, especialmente no grupo dos feijões, determinadas substâncias capazes de prejudicar a digestão e a absorção de alguns nutrientes, como os inibidores de tripsina, fitatos, polifenóis e oligossacarídios.

Os inibidores da tripsina (enzima proteolítica) interferem na digestão das proteínas. Os fitatos e polifenóis têm a capacidade de se ligar ao ferro e ao zinco, diminuindo sua absorção. O consumo de vitamina C de forma coadjuvante melhora a biodisponibilidade do ferro, pois a vitamina C se liga ao ferro, evitando que o fitato estabeleça ligações com o ferro.

O remolho reduz significativamente o teor de fitato dos feijões, e a cocção é capaz de inativar os fatores antinutricionais.

Pré-Preparo e Cocção

O pré-preparo de feijões envolve o processo de escolha ou catação, que visa a selecionar os grãos, separando aqueles quebrados, murchos ou carunchados, seguidos de remolho por algumas horas. O remolho consiste na reidratação das leguminosas. Uma das finalidades é amolecer a casca, que é rica em celulose, facilitando o preparo e diminuindo o tempo de cocção. Durante o remolho, ocorre também a eliminação de grande parte dos fitatos, melhorando então a biodisponibilidade dos nutrientes contidos nos grãos.

As técnicas utilizadas para o remolho de leguminosas secas são:

- água em temperatura ambiente durante 10 a 14 horas, não sendo indicada, devido à proliferação de micro-organismos;
- remolho de 2 minutos, fervura de 2 minutos, em temperatura de 100 °C, e permanência na água quente durante 1 hora.

Após o remolho dos grãos, a água deve ser desprezada, pois, apesar de haver perdas de algumas vitaminas hidrossolúveis e potássio, são eliminados fatores antinutricionais e sujidades presentes na casca dos grãos.

As leguminosas devem ser submetidas a calor úmido, e o tempo de cocção dos feijões varia em função da temperatura utilizada, dureza da água, método de cocção (ebulição ou pressão), tempo de armazenamento e tipo dos grãos utilizados. A proporção de água utilizada na cocção de feijão é de 3:1, embora isso dependa da quantidade e da espessura do caldo desejado. A adição de sal ou gorduras na cocção de leguminosas interfere na gelatinização do amido e no abrandamento das fibras, podendo interferir de forma negativa na cocção e resultar em grãos endurecidos; portanto, sal e gorduras devem ser adicionados apenas ao final da cocção.

Após a cocção, as leguminosas apresentam tamanho de duas a três vezes maior do que o inicial.

Protocolo de Aula Prática

Tema: Estudo Experimental de Arroz

Objetivos

- Reconhecer diferentes tipos de arroz e suas formas de preparo.
- Identificar o processo de dextrinização do arroz.

Preparações Propostas

A – Arroz branco refogado

Ingredientes	Quantidade	Unidade de medida
Arroz	2	Xícara (chá)
Óleo de soja	2	Colher (sopa)
Cebola picada	½	Unidade
Alho picado	2	Dente
Água	4	Xícara (chá)
Sal	1	Colher (sopa)

Modo de preparo:

1. Lavar o arroz, escorrer e reservar.
2. Em uma panela, aquecer o óleo e dourar a cebola e o alho.
3. Refogar o arroz até "selar" os grãos.
4. Acrescentar água fria, aos poucos, e mexer.
5. Adicionar o sal.
6. Cozinhar em fogo médio com a panela semitampada até que os grãos estejam *al dente* e ainda úmidos.
7. Desligar o fogo, tampar a panela e deixar descansar por alguns minutos.

B – Arroz branco sem refogar

Ingredientes	Quantidade	Unidade de medida
Arroz	2	Xícara (chá)
Óleo de soja	2	Colher (sopa)
Cebola picada	½	Unidade
Alho picado	2	Dente
Água	4	Xícara (chá)
Sal	1	Colher (sopa)

Modo de preparo:

1. Lavar o arroz, escorrer e reservar.
2. Em uma panela, aquecer o óleo e dourar a cebola e o alho.
3. Acrescentar água fria, mexer e acrescentar o arroz.
4. Adicionar o sal.
5. Cozinhar em fogo médio com a panela semitampada até que os grãos estejam *al dente* e ainda úmidos.
6. Desligar o fogo, tampar a panela e deixar descansar por alguns minutos.

C – Arroz aromático

Ingredientes	Quantidade	Unidade de medida
Arroz	2	Xícara (chá)
Óleo de soja	2	Colher (sopa)
Cebola picada	½	Unidade
Alho picado	2	Dente
Caldo de legumes	4	Xícara (chá)
Sal	1	Colher (sopa)
Ervas	QB	

QB = quanto baste.

Modo de preparo:

1. Lavar o arroz, escorrer e reservar.
2. Em uma panela, aquecer o óleo e dourar a cebola e o alho.
3. Acrescentar o caldo de legumes quente e o sal.
4. Adicionar o arroz e as ervas.
5. Cozinhar em fogo médio com a panela semitampada até que os grãos estejam *al dente* e ainda úmidos.
6. Desligar o fogo, tampar a panela e deixar descansar por alguns minutos.

D – Arroz integral colorido

Ingredientes	Quantidade	Unidade de medida
Água	6	Xícara (chá)
Sal	1	Colher (sopa)
Arroz integral	2	Xícara (chá)
Óleo de soja	2	Colher (sopa)
Cebola picada	½	Unidade
Alho picado	2	Dente
Brócolis picado	½	Xícara (chá)
Cenoura ralada	½	Xícara (chá)

Modo de preparo:

1. Em uma panela, colocar a água até ferver e adicione e o sal.
2. Adicionar o arroz e cozinhar em fogo baixo com a panela tampada até que os grãos fiquem bem cozidos e toda a água seque.
3. Desligar o arroz e reservar.
4. Em uma panela separada, aquecer o óleo e dourar a cebola e o alho.
5. Acrescentar o brócolis picado e a cenoura ralada e refogar até ficarem macios.
6. Adicionar o refogado ao arroz pronto e misturar delicadamente.

E – Risoto de *champignon*

Ingredientes	Quantidade	Unidade de medida
Azeite	1	Colher (sopa)
Cebola picada	½	Unidade
Arroz arbóreo	2	Xícara (chá)
Caldo de ave	1	Litro
Sal	1	Colher (chá)
Manteiga	3	Colher (sopa)
Parmesão ralado	3	Colher (sopa)
Champignon fatiado	1	Xícara (chá)

Modo de preparo:

1. Em uma panela, aquecer a cebola no azeite até que fique transparente.
2. Adicionar o arroz e refogar.
3. Acrescentar o caldo de ave quente, aos poucos, cozinhando em fogo baixo até que os grãos fiquem macios.
4. Adicionar o sal e a manteiga até derreter.
5. Polvilhar o parmesão ralado e o champignon fatiado e mexer bem.
6. Desligar o fogo e manter tampado por aproximadamente 5 minutos.

F – Arroz à grega

Ingredientes	Quantidade	Unidade de medida
Arroz	2	Xícara (chá)
Óleo de soja	2	Colher (sopa)
Cebola picada	½	Unidade
Alho picado	2	Dente
Cenoura *brunoise*	1	Xícara (chá)
Pimentão vermelho *brunoise*	½	Xícara (chá)
Vagem picada	½	Xícara (chá)
Água	4	Xícara (chá)
Sal	1	Colher (sopa)

Modo de preparo:

1. Lavar o arroz, escorrer e reservar.
2. Em uma panela, aquecer o óleo e dourar a cebola e o alho.
3. Refogar o arroz até "selar" os grãos.
4. Adicionar a cenoura, o pimentão e a vagem.
5. Acrescentar água fria aos poucos e mexer.
6. Adicionar o sal.
7. Cozinhar em fogo médio com a panela semitampada até que os grãos estejam *al dente*. Se necessário, adicionar mais água.
8. Desligar o fogo, tampar a panela e deixar descansar por alguns minutos.

G – Arroz 7 cereais

Ingredientes	Quantidade	Unidade de medida
Arroz 7 cereais	2	Xícara (chá)
Óleo de soja	2	Colher (sopa)
Cebola picada	½	Unidade
Alho picado	2	Dente
Água	5	Xícara (chá)
Sal	1	Colher (sopa)
Cheiro-verde picado	3	Colher (sopa)

Modo de preparo:

1. Lavar o arroz, escorrer e reservar.
2. Em uma panela, aquecer o óleo e dourar a cebola e o alho.
3. Refogar o arroz 7 cereais até "selar" os grãos.
4. Acrescentar água fria, aos poucos, e mexer.
5. Adicionar o sal.
6. Cozinhar em fogo médio com a panela semitampada até que os grãos estejam macios. Se necessário, adicionar mais água.
7. Acrescentar o cheiro-verde, desligar o fogo, tampar a panela e deixar descansar.

H – Arroz-doce

Ingredientes	Quantidade	Unidade de medida
Arroz	2	Xícara (chá)
Leite	1,5	Litro
Açúcar	5	Xícara (chá)
Gema de ovo	3	Unidade
Coco ralado fresco	½	Xícara (chá)
Canela em pó	QS	

QS = quantidade suficiente.

Modo de preparo:

1. Cozinhar o arroz no leite em fogo baixo por 20 minutos.
2. Acrescentar o açúcar e cozinhar por mais 20 minutos.
3. Adicionar as gemas, mexendo bem.
4. Acrescentar o coco, cozinhar por mais 2 minutos e desligar.
5. Decorar com canela em pó.

Protocolo de Aula Prática 6

Tema: Estudo Experimental de Cereais

Objetivo

Reconhecer diferentes tipos de cereais e suas formas de preparo.

Preparações Propostas

A – Salada de trigo ao vinagrete

Ingredientes	Quantidade	Unidade de medida
Trigo em grão	2	Xícara (chá)
Cebola picada	½	Unidade
Tomate *concassé* em cubos pequenos	2	Unidade
Azeite	1	Colher (sopa)
Vinagre	2	Colher (sopa)
Sal	1	Colher (sopa)
Cheiro-verde picado	2	Colher (sopa)

Modo de preparo:

1. Cozinhar o trigo em água até ficar macio. Escorrer.
2. Deixar esfriar e temperar com cebola, tomate, azeite, vinagre, sal e cheiro-verde.

B – Tabule

Ingredientes	Quantidade	Unidade de medida
Trigo para quibe	2	Xícara (chá)
Água	1	Litro
Hortelã higienizada (só folhas)	1	Maço
Cebola	1	Unidade
Escarola	1	Maço
Pepino	1	Unidade
Sal	1	Colher (sopa)
Azeite	2	Colher (sopa)

Modo de preparo:

1. Deixar o triguilho em remolho na água por aproximadamente 20 minutos, até amolecer.

2. Escorrer a água e espremer o triguilho.
3. Acrescentar a hortelã picada, a cebola e o pepino cortados em cubos pequenos, e a escarola em tiras finas.
4. Temperar com sal e azeite.

Protocolo de Aula Prática 7

Tema: Estudo Experimental de Massas

Objetivo

Reconhecer os diferentes tipos de massas e suas formas de preparo.

Preparações Propostas

A – Massa seca – Penne à parisiense

Ingredientes	Quantidade	Unidade de medida
Manteiga	150	Grama
Farinha de trigo	150	Grama
Leite integral	1	Litro
Sal	1	Colher (sopa)
Cebola piquê	1	Unidade
Noz-moscada ralada	QB	
Presunto magro em cubos pequenos	200	Grama
Ervilha verde em conserva escorrida	1	Lata (pequena)
Parmesão ralado	50	Grama
Penne – massa seca	500	Grama
Óleo	10	Mililitro

Modo de preparo do molho:

1. Preparar o *roux*.
2. Acrescentar o leite aos poucos para dissolver totalmente o *roux*, sem formar grumos.
3. Acrescentar o sal, a cebola picada e a noz-moscada. Cozinhar por 5 minutos, mexendo sempre, sem levantar fervura.
4. Adicionar o presunto e a ervilha, e aquecer por mais 3 minutos.

Modo de preparo da massa:

1. Aquecer aproximadamente 2 litros de água em uma panela.
2. Quando ferver, adicionar uma pitada de sal e um fio de óleo.
3. Despejar a massa seca e cozinhar até ficar *al dente*.
4. Escorrer o macarrão.
5. Despejar o molho sobre a massa, polvilhar parmesão ralado e servir.

B – Massa – Farfalle ao molho de abóbora

Ingredientes	Quantidade	Unidade de medida
Abóbora japonesa em cubos	½	Unidade
Cebola ralada	1	Unidade
Azeite	2	Colher (sopa)
Leite	1	Litro
Farinha de trigo	4	Colher (sopa)
Creme de leite	1	Lata
Queijo parmesão ralado	½	Xícara (chá)
Noz-moscada ralada	QB	
Orégano	QB	
Farfalle – massa fresca	500	Grama

Modo de preparo do molho:

1. Refogar a cebola no azeite até ficar transparente.
2. Adicionar a abóbora e refogar em fogo baixo até cozinhar. Se necessário, acrescentar água aos poucos.
3. Quando estiver bem cozida, acrescentar o leite aos poucos.
4. Adicionar a farinha de trigo previamente dissolvida em um pouco de água.
5. Cozinhar até engrossar.
6. Acrescentar o creme de leite e o parmesão ralado.
7. Acrescentar o sal, a noz-moscada e o orégano. Cozinhar por 5 minutos, mexendo sempre, sem levantar fervura.

Modo de preparo da massa:

1. Aquecer aproximadamente 2 litros de água em uma panela.
2. Quando ferver, adicionar uma pitada de sal e um fio de óleo.
3. Despejar a massa seca e cozinhar até ficar *al dente*.
4. Escorrer o macarrão.
5. Despejar o molho sobre a massa, polvilhar parmesão ralado e servir.

C – Massa com fermentação química – Bolo de coco gelado

Ingredientes	Quantidade	Unidade de medida
Leite integral	150	Mililitro
Manteiga	3	Colher (sopa)
Ovo	5	Unidade
Açúcar	3	Xícara (chá)
Farinha de trigo	3	Xícara (chá)
Fermento em pó	1	Colher (sopa)
Leite de coco	1	Frasco (pequeno)
Leite condensado	1	Lata
Manteiga	1	Colher (sopa)
Gema	1	Unidade
Coco ralado fresco	100	Grama

Modo de preparo da massa:

1. Aquecer o leite com a manteiga até derretê-la. Reservar.
2. Bater os ovos com o açúcar na batedeira até formar um creme branco.
3. Misturar a farinha de trigo e o fermento e acrescentar os ovos batidos com açúcar aos poucos, mexendo delicadamente.
4. Adicionar o leite com a manteiga.
5. Assar em forma untada com manteiga e polvilhada com farinha em forno médio por 40 minutos.

Modo de preparo da cobertura:

1. Levar ao fogo o leite condensado, o leite de coco, a gema peneirada e a manteiga.
2. Cozinhar em fogo baixo, mexendo sempre, até adquirir consistência cremosa.
3. Despejar o creme sobre o bolo e polvilhar com coco ralado fresco.

D – Massa com fermentação biológica – Pizza marguerita

Massa básica:

Ingredientes	Quantidade	Unidade de medida
Farinha de trigo	500	Grama
Açúcar refinado	1	Colher (chá)
Sal refinado	1	Colher (sopa)
Água morna	200	Mililitro
Fermento biológico	2	Tablete

Modo de preparo:

1. Em uma tigela grande, peneirar a farinha com o sal e o açúcar.
2. Misturar bem e fazer uma cova no centro.
3. Despejar o fermento dissolvido em água morna.

4. Misturar até obter uma massa homogênea.
5. Sovar até obter uma massa lisa e elástica.
6. Colocar na tigela e cobrir com plástico para levedar, até dobrar de volume.
7. Fazer pequenas bolinhas de massa e preparar os discos.
8. Levar ao forno para assar um dos lados da massa.

Montagem:

Ingredientes	Quantidade	Unidade de medida
Molho de tomate refogado	1	Lata
Mussarela ralada	400	Grama
Tomate em rodelas	1	Unidade
Manjericão (folhas frescas)	QB	

1. Sobre os discos pré-assados, adicionar molho de tomate (camada fina) e a mussarela ralada.
2. Dispor rodelas de tomate e folhas de manjericão e levar ao forno.

E – Massa podre – Quiches de alho-poró e *bacon* com cebola

Massa:

Ingredientes	Quantidade	Unidade de medida
Farinha de trigo	500	Grama
Manteiga	200	Grama
Gema	2	Unidade
Água gelada	150	Mililitro
Sal	2	Colher (sopa)

Recheio – caldo básico:

Ingredientes	Quantidade	Unidade de medida
Creme de leite fresco	500	Mililitro
Ovo	4	Unidade
Ricota fresca	200	Grama
Sal	1	Colher (sopa)

Quiche de alho-poró:

1. Refogar na manteiga um talo de alho-poró cortado em rodelas finas e acrescentar ao líquido do recheio.

Quiche de *bacon*:

1. Cortar 250 g de *bacon* e 100 g cebola *à brunoise* e acrescentar ao líquido do recheio.

Modo de preparo da massa:

1. Misturar a farinha com a manteiga e as gemas delicadamente com as pontas dos dedos.
2. Acrescentar a água gelada e misturar sem sovar a massa.
3. Distribuir a massa em uma forma para quiche (laterais baixas).

Modo de preparo do recheio:

1. Bater no liquidificador o creme de leite, os ovos, a ricota e o sal.

Modo de preparo da montagem:

1. Sobre a massa, dispor o recheio sólido e despejar o líquido.
2. Levar ao forno para assar até que o recheio fique firme.

F – Massa de panqueca – Panqueca verde de ricota ao sugo

Ingredientes	Quantidade	Unidade de medida
Cebola	1	Unidade
Alho	2	Dente
Azeite	2	Colher (sopa)
Tomate maduro	4	Unidade
Extrato de tomate	1	Lata
Ovo	5	Unidade
Farinha de trigo	500	Grama
Leite integral	500	Mililitro
Sal	1	Colher (sobremesa)
Fermento químico em pó	1	Colher (sopa)
Óleo	50	Mililitro
Espinafre picado (folhas e talos)	1	Xícara (chá)
Ricota fresca	300	Grama
Alho	3	Dente
Azeite	2	Colher (sopa)
Manjericão fresco	QB	
Queijo parmesão ralado	100	Grama

Modo de preparo do molho:

1. Refogar a cebola em cubos pequenos e o alho amassado no azeite, até dourar.
2. Acrescentar no refogado o tomate e deixar cozinhar em fogo baixo, até desmanchar, acrescentando água se necessário.
3. Adicionar o extrato de tomate e a mesma medida de água.
4. Cozinhar em fogo baixo por aproximadamente 15 minutos.
5. Ao final, adicionar o sal.

Modo de preparo da massa:

1. Bater no liquidificador: ovo, farinha de trigo, leite, sal, fermento e óleo.
2. Testar a massa em uma frigideira para verificar a consistência.
3. Acrescentar o espinafre higienizado e picado (folhas e talos) e liquidificar.
4. Assar as panquecas em frigideira e reservar.

Modo de preparo do recheio:

1. Refogar o alho amassado no azeite até dourar.
2. Acrescentar a ricota amassada, misturar ao refogado do alho e desligar o fogo.
3. Acrescentar as folhas de manjericão e acertar o sal.

Modo de preparo da montagem:

1. Rechear as panquecas com a ricota e enrolar cada uma.
2. Cobrir com molho ao sugo e polvilhar o parmesão ralado.
3. Levar ao forno para gratinar.

G – Massa integral – Pão integral

Ingredientes	Quantidade	Unidade de medida
Farinha de trigo especial	400	Grama
Farinha de trigo integral	600	Grama
Água	650	Mililitro
Sal	20	Grama
Fermento biológico fresco	20	Grama

Modo de preparo:

1. Colocar a farinha de trigo especial e a integral e o sal (previamente misturados) em uma vasilha e abrir um buraco no meio.
2. Desmanchar o fermento com os dedos no centro da farinha.

3. Dissolver o fermento em um pouco de água, aos poucos.
4. Aos poucos, misturar o fermento dissolvido ao restante da farinha, até formar uma massa homogênea.
5. Trabalhar a massa com as mãos até desprender dos dedos.
6. Quando a massa estiver bem homogênea, fazer uma bola, cobrir com película de PVC e deixar descansar por 10 minutos.
7. Retomar o trabalho da massa, beliscando-a e sovando-a para desenvolver o glúten e conferir elasticidade.
8. Deixar a massa descansar novamente para crescer e levar ao forno médio para assar.

H – Massa folhada – *Croissant* tradicional

Ingredientes	Quantidade	Unidade de medida
Farina de trigo especial	1	Quilo
Água gelada	500	Mililitro
Açúcar	80	Grama
Sal	20	Grama
Fermento biológico	30	Grama
Manteiga	500	Grama

Modo de preparo:

1. Utilizar o mesmo modo de preparo citado no pão integral, sem utilizar a manteiga.
2. Deixar a massa em geladeira para evitar fermentação excessiva.
3. Abrir a massa com um rolo dando o formato de uma estrela de quatro pontas, deixando o centro com maior concentração de massa.
4. Colocar a manteiga no centro da massa e dobrar as pontas de massa sobre a manteiga, fechando como um envelope, até cobri-la totalmente.
5. Com o rolo, abrir a massa em um retângulo e, em seguida, dobrar em três partes iguais.

6. Levar a geladeira para descansar por 10 minutos e repetir a operação por mais três vezes, incluindo o descanso da massa em geladeira.
7. Ao abrir a massa pela última vez, cortar triângulos e enrolá-los, dando forma aos *croissants*.
8. Pincelar com ovo batido e levar ao forno médio para assar.

Protocolo de Aula Prática 8

Tema: Estudo Experimental de Leguminosas

Objetivo

- Reconhecer diferentes tipos de leguminosas e suas formas de preparo.
- Identificar a importância do remolho no preparo de leguminosas.

Preparações Propostas

A – Feijão tradicional

Ingredientes	Quantidade	Unidade de medida
Feijão	250	Grama
Água	QS	
Folha de louro	1	Unidade
Óleo de soja	2	Colher (sopa)
Cebola picada	½	Unidade
Alho picado	2	Dente
Sal	1	Colher (sobremesa)

Modo de preparo:

1. Escolher o feijão e lavar.
2. Deixar em remolho.
3. Cozinhar o feijão com água suficiente para cobrir sob pressão com a folha de louro.
4. Quando estiver bem cozido, desligar o fogo e reservar.
5. Refogar os temperos no óleo e misturar o refogado ao feijão.
6. Acertar o sal e engrossar o caldo, se necessário.

B – Salada de feijão branco ao vinagrete

Ingredientes	Quantidade	Unidade de medida
Feijão branco	250	Grama
Água	QS	
Cebola picada	1/2	Unidade
Tomate *concassé* picado	1	Unidade
Cheiro-verde picado	2	Colher (sopa)
Azeite	2	Colher (sopa)
Vinagre	2	Colher (sopa)
Sal	1	Colher (chá)

Modo de preparo:

1. Escolher o feijão e lavar.
2. Deixar em remolho.
3. Cozinhar o feijão com água suficiente para cobrir.
4. Quando estiver com os grãos firmes e bem cozidos, desligar o fogo e escorrer.
5. Após esfriar, acrescentar cebola, tomate e cheiro-verde.
6. Temperar com azeite, vinagre e sal.

C – Lentilha

Ingredientes	Quantidade	Unidade de medida
Lentilha	250	Grama
Água	QS	
Óleo	2	Colher (sopa)
Cebola picada	½	Unidade
Alho	2	Dente
Linguiça calabresa defumada picada	½	Xícara (chá)
Sal	1	Colher (chá)

Modo de preparo:

1. Escolher a lentilha e lavar.
2. Deixar em remolho.
3. Cozinhar com água suficiente para cobrir e formar caldo.
4. Quando estiver bem cozida, desligar e reservar.
5. Em uma panela, aquecer o óleo e refogar a cebola e o alho.
6. Acrescentar a linguiça, salgar e dourar.
7. Misturar o refogado à lentilha cozida.

D – Feijão fradinho à baiana

Ingredientes	Quantidade	Unidade de medida
Feijão fradinho	250	Grama
Água	QS	
Óleo	1	Colher (sopa)
Cebola picada	1	Unidade
Alho	2	Dente
Linguiça calabresa defumada picada	½	Xícara (chá)
Bacon picado	3	Colher (sopa)
Tomate *concassé* picado	1	Unidade
Pimenta calabresa	QB	
Azeite de dendê	2	Colher (sopa)
Sal	1	Colher (chá)
Cheiro-verde picado	1	Pires (café)

Modo de preparo:

1. Escolher o feijão e lavar.
2. Deixar em remolho.
3. Cozinhar com água suficiente para cobrir, até que fiquem macios.
4. Escorrer e reservar.
5. Em uma panela, aquecer o óleo e refogar a cebola e o alho.
6. Acrescentar a linguiça e o *bacon* e dourar.
7. Adicionar o tomate *concassé* e deixar secar.
8. Misturar ao feijão e temperar com a pimenta calabresa, regando com azeite de dendê.
9. Finalizar com o cheiro-verde picado.

E – Salada de grão-de-bico com atum

Ingredientes	Quantidade	Unidade de medida
Grão-de-bico	250	Grama
Água	QS	
Cebola *brunoise*	1	Unidade
Tomate *concassé* picado	2	Unidade
Pimentão verde *brunoise*	½	Unidade
Atum ralado em conserva	1	Lata
Azeite	2	Colher (sopa)
Sal	1	Colher (chá)
Vinagre	2	Colher (sopa)
Cheiro-verde picado	3	Xícara (chá)

Modo de preparo:

1. Escolher o grão-de-bico e lavar.
2. Deixar em remolho.
3. Cozinhar com água suficiente para cobrir, até que fiquem macios.
4. Escorrer e deixar esfriar.
5. Misturar o grão-de-bico já frio com a cebola, o tomate, o pimentão e o atum (previamente escorrido).
6. Temperar com azeite, sal, vinagre e cheiro-verde .

Protocolo de Aula Prática 9

Tema: Estudo Experimental Amidos e Farinhas

Objetivos

- Identificar o glúten em diferentes farinhas.
- Comparar a consistência de mucilagens, mingaus e outras preparações com diferentes concentrações de amido.

Procedimento para Obtenção do Glúten

1. Medir um copo de farinha de trigo e acrescentar água aos poucos, até se obter uma massa elástica.
2. Sovar a massa de farinha de trigo obtida, esticando-a até obter uma superfície lisa.
3. "Lavar" a massa sob a torneira, com água corrente, e observar o desprendimento do amido.
4. A massa deve ficar translúcida e, então, ser espremida.
5. Levar ao forno pré-aquecido a 180 °C para assar.
6. Repetir o procedimento com farinha integral, de aveia e de centeio.

Preparações Propostas

A – Pirão com farinha branca

Ingredientes	Quantidade	Unidade de medida
Farinha de mandioca branca	1	Xícara (chá)
Água	4	Xícara (chá)
Temperos	QB	

Modo de preparo:

1. Dissolver os temperos em água, juntamente com a farinha branca.
2. Levar ao fogo até obter uma goma.
3. Reservar.

B – Pirão com farinha dextrinizada

Ingredientes	Quantidade	Unidade de medida
Farinha de mandioca branca	1	Xícara (chá)
Água	4	Xícara (chá)
Temperos	QB	

Modo de preparo:

1. Levar a farinha de mandioca branca ao fogo em frigideira para dextrinizar, até dourar.
2. Dissolver os temperos em água, juntamente com a farinha dextrinizada.
3. Levar ao fogo até obter uma goma.
4. Reservar.

C – Polenta com diferentes concentrações

Polenta com 5% de fubá

Ingredientes	Quantidade	Unidade de medida
Fubá	25	Grama
Água	500	Mililitro
Temperos	QB	

Modo de preparo:

1. Dissolver o fubá acrescentando água aos poucos, para não empelotar.
2. Acrescentar temperos.
3. Levar ao fogo até observar que o amido esteja completamente gelatinizado (5 a 10 minutos).
4. Reservar.

Polenta com 10% de fubá

Ingredientes	Quantidade	Unidade de medida
Fubá	50	Grama
Água	500	Mililitro
Temperos	QB	

Modo de preparo:

1. Seguir o mesmo procedimento da preparação de 5%.

Polenta com 15% de fubá

Ingredientes	Quantidade	Unidade de medida
Fubá	75	Grama
Água	500	Mililitro
Temperos	QB	

Modo de preparo:

1. Seguir o mesmo procedimento da preparação de 5%.

D – Mingau de aveia

Ingredientes	Quantidade	Unidade de medida
Leite integral	500	Mililitro
Farinha de aveia	50	Grama
Açúcar	40	Grama

Modo de preparo:

1. Dissolver a farinha de aveia em um pouco de leite.
2. Acrescentar o restante do leite, o açúcar e levar ao fogo baixo, mexendo sempre.
3. Quando começar a ferver, aguardar 3 minutos, mexendo sempre, e desligar.

E – Mingau de baunilha

Ingredientes	Quantidade	Unidade de medida
Leite integral	500	Mililitro
Amido de milho	25	Grama
Açúcar	40	Grama
Essência de baunilha	1	Colher (chá)

Modo de preparo:

1. Dissolver o amido de milho em um pouco de leite.
2. Acrescentar o restante do leite, o açúcar, a baunilha e levar ao fogo baixo, mexendo sempre.
3. Quando começar a ferver, aguardar 3 minutos, mexendo sempre, e desligar.

F – Manjar de coco com ameixa

Ingredientes	Quantidade	Unidade de medida
Leite integral	1	Litro
Amido de milho	100	Grama
Açúcar para o manjar	75	Grama
Coco ralado hidratado	50	Grama
Ameixa seca sem caroço	100	Grama
Açúcar para calda	100	Grama
Água	500	Mililitro

Modo de preparo do manjar:

1. Dissolver o amido de milho em um pouco de leite.
2. Acrescentar o restante do leite, o açúcar e o coco ralado hidratado e levar ao fogo baixo.
3. Mexer sempre, delicadamente, até engrossar.
4. Desligar o fogo, resfriar e colocar em forma refratária ou para pudim.

Modo de preparo da calda:

1. Aquecer o açúcar em uma panela em fogo baixo, até começar a formar caramelo.
2. Quando estiver totalmente caramelizado, acrescentar a água e a ameixa e deixar ferver, formando uma calda.

OVOS

7

Os ovos habitualmente consumidos no Brasil são, em sua maioria, ovos de galinha. Contudo, não é raro encontrar à venda ovos de pata, codorna e outras variações, dependendo da localização geográfica.

Os ovos se formam nos ovários dos animais e contêm os nutrientes necessários para o desenvolvimento de um novo ser da espécie de origem.

Estrutura

Para fins didáticos, o ovo pode ser dividido em três compartimentos: casca, clara e gema.

Casca

Representa cerca de 11% do peso total do ovo, e em sua composição química predomina o carbonato de cálcio. Sua estrutura é porosa, o que permite troca gasosa, evaporação da água e penetração de micro-organismos da parte externa para a interna, mas a presença de pequenas gotículas de cera minimiza a passagem de água e contaminação para o interior dos ovos. A cor da casca varia de branco a vermelho, segundo a raça e a espécie da ave, o que não tem relação com o valor nutritivo.

Clara

Diz respeito a 57% do peso total do ovo e é composta basicamente por proteínas e água em camadas que recobrem a gema. Apresenta aspecto translúcido e viscoso.

Gema

Compreende 32% do peso total do ovo, tem forma esférica e é envolvida pela membrana vitelina, a qual permite a passagem da umidade da clara para a gema, tornando-a maior. Caso o ovo esteja fertilizado e permaneça armazenado a temperaturas superiores a 35 °C, o embrião passa a se desenvolver, em aproximadamente, três ou quatro dias.

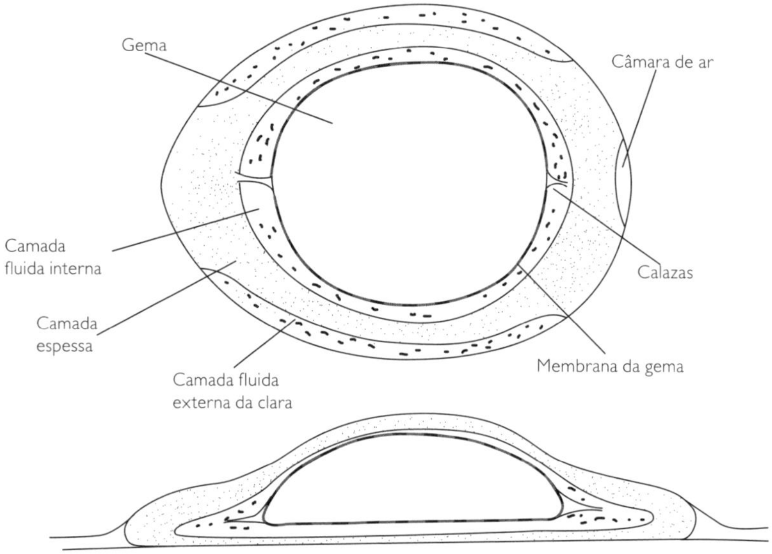

Figura 7.1 Estrutura do ovo.

Classificação Comercial

Os ovos são classificados de acordo com suas características e tamanho/peso, como determina o Decreto n. 56.585, de 20 de julho de 1965, em:

- **Cor:**
  - » **I:** branco (casca branca);
  - » **II:** de cor (casca avermelhada).
- **Classe:**
  - » **A:** casca limpa, íntegra e sem deformação; clara transparente e consistente, gema consistente, centralizada e sem desenvolvimento de germe;
  - » **B:** casca limpa, íntegra e podendo haver ligeiras deformações e manchas; clara transparente e consistente, gema consistente, ligeiramente descentralizada e deformada e sem desenvolvimento de germe;
  - » **C:** casca limpa, íntegra e com aceite de defeitos de textura e manchas; clara com ligeira turvação; gema descentralizada e deformada, porém sem desenvolvimento de germe.
- **Peso**:
  - » **tipo 1 ou extra:** mínimo de 60 g/unidade;
  - » **tipo 2 ou grande:** mínimo de 55 g/unidade;
  - » **tipo 3 ou médio:** mínimo de 50 g/unidade;
  - » **tipo 4 ou pequeno:** mínimo de 45 g/unidade.

Há ainda outras classificações adotadas comercialmente em relação ao peso, como: jumbo (peso superior a 73 g/unidade) e industrial (peso inferior a 42 g/unidade).

Propriedades Nutricionais

As proteínas do ovo representam um grupo de proteínas de excelente aproveitamento pelo organismo humano, além da presença de diversos micronutrientes importantes.

- **Clara:** composta basicamente por proteínas e água, sendo que as proteínas representam aproximadamente 20% do volume total. Mais da metade do valor proteico é proveniente da ovoalbumina, seguida de outras proteínas, como a ovotransferrina, o ovomucoide e a ovomucina, entre outras. O processo de cocção melhora a digestibilidade das proteínas da clara.
- **Gema:** constitui cerca de 30% do peso total do ovo e é considerada de alto valor nutritivo, pois, além de conter proteínas e lipídios, apresenta boas quantidades de vitaminas e minerais.

A proporção de proteínas e lipídios na gema é de 16% e 34%, respectivamente. Boa parte das proteínas do ovo são lipoproteínas (fosfoglicoproteínas, glicoproteínas). Suas proteínas são consideradas de alto valor biológico e apresentam boa digestibilidade. Entre os lipídios, destaca-se a presença de ácidos graxos ômega 3 e 6 e do colesterol, que representa cerca de 5% da gordura total da gema. Os carboidratos estão presentes em quantidades muito pequenas e quase sempre ligados a estruturas de proteínas e lipídios.

O teor dos micronutrientes das gemas está diretamente relacionado com a alimentação da ave, mas, de maneira geral, são fontes de vitamina A (especialmente as gemas de coloração mais intensa, que contêm maior teor de carotenos), D, complexo B (B1-tiamina, B2-riboflavina, niacina e B12-cobalamina) e biotina. Entre os minerais, destaca-se o ferro, que tem sua biodisponibilidade reduzida em relação às carnes.

Características Funcionais dos Ovos

O ovo é muito utilizado em empanados, à milanesa ou em preparações que contenham leite e farinha de trigo, pois tem a função de união entre esses ingredientes.

A gema tem propriedades emulsionantes e, por esse motivo, é largamente utilizada no preparo de molhos como o de maionese e o holandês. A clara, por sua vez, tem a capacidade de incorporar ar a sua estrutura quando batida, dando leveza às preparações. Tal fato se deve à viscosidade da ovoalbumina. A adição de ácido ou açúcar pode aumentar a estabilidade da espuma, enquanto o sal reduz o volume e a estabilidade.

Aquisição e Armazenamento

Os ovos são ingredientes muito perecíveis e altamente suscetíveis a contaminação por salmonelas (doença de origem alimentar que causa gastroenterite, acompanhada, muitas vezes, de febre, náuseas e dor abdominal). Durante a aquisição, é importante verificar se a casca está limpa e se não apresenta rachaduras, além da verificação do prazo de validade.

Segundo a Portaria CVS-6/99, os ovos devem ser armazenados de acordo com as instruções do fornecedor (em geral, em local seco e fresco e distante de outros alimentos que possam exalar fortes odores), e suas embalagens não devem ser reutilizadas.

O ovo fresco tem gema abaulada, bem centralizada e completamente recoberta por clara espessa, não se espalhando no prato.

O ovo guardado durante algum tempo tem gema acentuadamente achatada e clara aguada; separa-se geralmente da gema, deixando-a descoberta.

Pré-Preparo e Preparo

Os ovos devem ser lavados imediatamente antes de sua utilização em água corrente e não devem ser consumidos crus, nem compor preparações que não atinjam a temperatura mínima de 74 °C (como musses, maioneses e ovos com gemas moles). Caso seja necessária a utilização de ovos em preparações que não atinjam a temperatura recomendada, eles devem ser substituídos por ovos industrializados (pasteurizados ou em pó), que são encontrados com facilidade tanto juntos (clara e gema) quanto separadamente.

Durante a cocção do ovo inteiro, devem-se evitar o prolongamento da cocção ou temperaturas elevadas, o que pode prejudicar a preparação. A presença de ácidos como o limão e o vinagre diminui a temperatura e melhora a textura de coagulação, porém o aquecimento dessa mistura de "ovo + ácido" pode levar a uma textura líquida em razão da desnaturação das proteínas. As proteínas presentes no ovo coagulam-se na presença do calor (clara a 60 °C e gema a 65 °C) e atingem o máximo de retenção de água a 70 °C.

Os ovos podem ser consumidos de forma isolada (cozido, frito, -poché, mexido, omeletes, fritadas), no acompanhamento de preparações (bife a camões, chuchu com ovos cozidos) ou como ingrediente de preparações, como mostrado na Tabela 7.1.

Tabela 7.1 Função do ovo como ingrediente nas preparações

Preparação	Função
Cremes, mingaus, sopas e molhos	Espessar
Pão de ló, suflês e musse	Aerar, crescer
Milanesa, empanado	Cobrir
Bolos, pudins e flans	Unir
Superfície de pães e tortas	Conferir cor, brilho e sabor
Maionese, molhos e sorvetes	Emulsificar
Recheios	Conferir liga
Pastéis e tortas	Vedar

Fonte: Philippi, 2003.

Protocolo de Aula Prática 10

Tema: Estudo Experimental de Ovos

Objetivos

- Reconhecer diferentes formas de preparo de ovos.
- Comparar os métodos de cocção utilizados em ovos com a legislação sanitária vigente.
- Identificar a função de ovos nas preparações.

Preparações Propostas

A – Omelete de pizza

Ingredientes	Quantidade	Unidade de medida
Ovo	2	Unidade
Sal	QB	
Queijo mozarela ralado	30	Gramas
Tomate em cubos	1	Colher (sopa)
Orégano	QB	
Óleo de soja	1	Colher (sobremesa)

QB = quanto baste.

Modo de preparo:

1. Lavar os ovos em água corrente.
2. Bater os ovos com o sal rapidamente, acrescentar a mozarela, o tomate e o orégano.
3. Em uma frigideira antiaderente, aquecer o óleo de soja e despejar a mistura anterior.
4. Abafar com uma tampa e deixar cozinhar em fogo baixo até adquirir consistência firme.
5. Medir a temperatura com a omelete ainda mole e ao final da preparação.

B – Ovo cozido

Ingrediente	Quantidade	Unidade de medida
Ovo	4	Unidade

Modo de preparo:

1. Lavar os ovos em água corrente.
2. Em uma panela, levar ao fogo com água suficiente para cobri-los.
3. Medir a temperatura de um dos ovos em 5 minutos e anotar.

4. Deixar o outro ovo cozinhar por 10 minutos, medir a temperatura e anotar.
5. Fazer a mesma operação em 20 e 30 minutos.
6. Deixar esfriar e descascar.

C – Ovo frito

Ingredientes	Quantidade	Unidade de medida
Ovo	2	Unidade
Óleo	2	Colher (sopa)

Modo de preparo:

1. Lavar os ovos e quebrar separadamente em um recipiente, um a um.
2. Em uma frigideira pequena, aquecer o óleo e despejar sobre ele os ovos.
3. Banhar os ovos com óleo quente, com o auxílio de uma colher.
4. Retirar o primeiro ovo com a gema ainda semilíquida (mole) e deixar o outro até endurecer a gema.
5. Anotar as temperaturas no momento da retirada de cada ovo.

D – Mexidinho de queijo e presunto

Ingredientes	Quantidade	Unidade de medida
Ovo	2	Unidade
Sal	QB	
Queijo mozarela ralado	20	Grama
Presunto em tiras finas	20	Colher (sopa)
Óleo de soja	5	Mililitro

Modo de preparo:

1. Lavar os ovos em água corrente.
2. Bater os ovos com o sal rapidamente, acrescentar a mozarela e o presunto.

3. Em uma frigideira antiaderente, aquecer o óleo de soja e despejar a mistura anterior.
4. Abafar com uma tampa e deixar cozinhar em fogo baixo até adquirir consistência firme.
5. Medir a temperatura com a omelete ainda mole e ao final da preparação.

E – Quindim

Ingredientes	Quantidade	Unidade de medida
Açúcar	500	Grama
Água	200	Mililitro
Manteiga	100	Grama
Leite de coco	100	Mililitro
Coco ralado	100	Grama
Gema	14	Unidade
Ovo	1	Unidade

Modo de preparo:

1. Levar ao fogo o açúcar, a água e a manteiga.
2. Após ferver, retirar do fogo e acrescentar leite de coco e coco ralado.
3. Bater as gemas e os ovos e incorporar à calda anterior.
4. Untar a forma com glucose.
5. Levar ao forno a 250 °C por 30 minutos em banho-maria. Nos primeiros 10 minutos, manter coberto com papel-alumínio.

F – Suflê de chuchu

Ingredientes	Quantidade	Unidade de medida
Manteiga	3	Colher (sopa)
Farinha de trigo	3	Colher (sopa)
Leite	1 ½	Xícara (chá)
Gema	4	Unidade
Chuchu *brunoise*	½	Unidade
Queijo parmesão ralado	50	Grama
Sal	1	Colher (chá)
Clara em neve	4	Unidade

Modo de preparo:

1. Derreter a manteiga, acrescentar a farinha de trigo e mexer até formar uma massa homogênea.
2. Acrescentar o leite aos poucos a essa massa e mexer sempre, para não formar "grumos", até que a massa esteja diluída no leite.
3. Retirar do fogo e acrescentar as gemas uma a uma, mexendo bem.
4. Juntar o chuchu, o queijo e o sal.
5. Por último, incorporar as claras em neve.
6. Levar ao forno em forma untada e polvilhada com farinha.

G – *Marshmallow*

Ingredientes	Quantidade	Unidade de medida
Açúcar	½	Xícara (chá)
Água	500	Mililitro
Clara	3	Unidade
Essência de baunilha ou limão	1	Colher (café)

Modo de preparo:

1. Em uma panela, misturar o açúcar e a água e levar ao fogo até atingir o ponto de "fio".
2. Bater as claras em neve e, com a batedeira ligada, adicionar a baunilha e a calda quente, batendo sem parar, até o ponto de suspiro duro.

H – Tiras de frango à milanesa

Ingredientes	Quantidade	Unidade de medida
Peito de frango sem osso	1	Unidade
Alho	2	Dente
Sal	1	Colher (sopa)
Suco de limão	2	Colher (sopa)
Cheiro-verde picado	1	Colher (sopa)
Farinha de trigo	QS para empanar	
Ovo	3	Unidade
Farinha de rosca	QS para empanar	
Óleo	QS para fritar	

QS = quantidade suficiente.

Modo de preparo:

1. Cortar o peito de frango em tiras e temperar com alho amassado, sal, suco de limão e cheiro-verde. Reservar por 20 minutos.
2. Passar as tiras de frango na farinha de trigo, depois no ovo batido e, por último, na farinha de rosca.
3. Fritar em óleo quente.

Quadro de avaliação						
Preparação	Clara		Gema		Temperatura	Tempo
	Consistência	Cor	Consistência	Cor		
Omelete						
Ovo cozido 5 minutos						
Ovo cozido 10 minutos						
Ovo cozido 20 minutos						
Ovo cozido 30 minutos						
Ovo *poché*						
Ovo frito						
Mexidinho						
Quindim						
Suflê de chuchu						
Marshmallow						
Tiras de frango à milanesa						

Critério de avaliação:

- **consistência:** firme ou semilíquida;
- **cor:** normal ou esverdeada.

ÓLEOS E GORDURAS

8

Este capítulo aborda as principais fontes dietéticas de lipídios: os óleos e as gorduras. Estes diferem entre si por seu estado físico, pois os óleos são líquidos à temperatura ambiente, e as gorduras, sólidas ou semissólidas (tornam-se líquidas em temperaturas entre 30 e 42 °C). Esta diferença se deve à quantidade e ao tipo de ácidos graxos.

Composição

Os óleos e gorduras apresentam diferentes proporções de ácidos graxos saturados e insaturados, o que resulta em diferentes estados físicos em cada um desses alimentos.

A Tabela 8.1 mostra a composição de ácidos graxos nos óleos mais comumente utilizados na culinária.

Tabela 8.1 Composição de ácidos graxos em óleos e gorduras

Óleo	Ácidos graxos monoinsaturados	Ácidos graxos poli-insaturados	Ácidos graxos saturados
Canola	61%	33%	6%
Soja	24%	58%	18%
Milho	25%	62%	13%

(continua)

Tabela 8.1 Composição de ácidos graxos em óleos e gorduras (continuação)

Óleo	Ácidos graxos monoinsaturados	Ácidos graxos poli-insaturados	Ácidos graxos saturados
Girassol	24%	59%	17%
Algodão	74%	74%	26%
Azeite de oliva	74%	8%	18%
Azeite de dendê	37%	15%	48%

Fonte: Botelho, 2009.

Tipos de Óleos e Gorduras

- **Manteiga**: obtida a partir do leite, sendo mais comum o uso de leite de vaca para esta finalidade, embora outros leites também possam ser utilizados, tais como o leite de búfala, de cabra e de ovelha. Segundo a legislação brasileira, trata-se de um produto gorduroso obtido a partir do batimento e do amassamento do creme pasteurizado do leite de vaca. Confere sabor peculiar devido à presença de ácidos graxos de cadeia curta, pois sua estrutura lipídica retém partículas de caseína e lactose e baixo ponto de fumaça (120 °C). Pode ser consumida com pães e torradas e também como parte de preparações, como massas podres, bolos e outros.
- **Margarina**: a margarina é produzida a partir de óleos vegetais hidrogenados e, segundo a legislação brasileira, deve conter obrigatoriamente até 3% de gordura láctea, leite, soro de leite e aditivos. O teor lipídico da margarina pode variar de 35% a 80%, sendo o mais usual 70% para margarina comum e 35% para margarina *light*. Pode ser utilizada como substituto da manteiga no consumo de pães e torradas ou até mesmo em preparações, porém o uso de margarinas com baixo teor lipídico pode interferir negativamente no desempenho da receita.

> **Observação:** A RDC n. 270/2005 define que óleos e gorduras vegetais modificados são produtos submetidos a processos físicos ou químicos, como fracionamento, hidrogenação ou interesterificação.

- **Creme vegetal**: tem composição similar à da margarina, porém sem a adição de gordura láctea, o que lhe confere menor palatabilidade.
- **Gordura vegetal hidrogenada**: obtida por meio do processo de hidrogenação de óleos vegetais, onde ocorre a saturação dos ácidos graxos com consequente modificação no estado físico, passando para sólido. O processo de saturação também aumenta o ponto de fusão desta gordura, possibilitando seu uso em frituras de imersão, por exemplo. É muito utilizada também em substituição à manteiga em preparações, porém com melhor desempenho do que a margarina.
- **Óleo vegetal**: é líquido em temperatura ambiente devido a seu teor de ácidos graxos insaturados. Largamente utilizado na culinária, suporta elevadas temperaturas e, por este motivo, também pode ser utilizado em frituras de imersão.
- **Azeite**: produto extraído da prensagem de azeitonas, com odor e cor característicos. É o único óleo que pode ser consumido sem a necessidade de processos de filtragem ou purificação. Largamente utilizado na culinária, especialmente na cozinha mediterrânea, em diversas preparações, mas não é indicado seu uso para frituras de imersão devido a seu baixo ponto de fumaça.
- **Óleo misto ou composto**: resultado da mistura entre óleos vegetais e azeite em uma proporção mínima de 15%.
- **Banha**: obtida do tecido adiposo de suínos, com elevado teor de gorduras saturadas. Apresenta-se sólida em temperatura ambiente. Utilizada em preparações culinárias como massas podres, vem sendo substituída pela gordura vegetal hidrogenada nos últimos anos.

- **Maionese**: resultado da emulsão de gema de ovo e óleos vegetais. Muito utilizada em diversas cozinhas, como a brasileira, a japonesa, a holandesa e a mexicana. Apresenta diversas formas de comercialização, que incluem versões *light* ou acrescidas de azeitonas, limão e outros condimentos. No Brasil, é vedado o uso em refeições coletivas ou comercialização de maionese com ovos crus.

Propriedades Funcionais

A principal propriedade dos óleos e gorduras nos alimentos é, sem dúvida, conferir sabor e cor. Entretanto, devido a sua elevada densidade calórica (1 g = 9 kcal), muitas vezes são utilizados com a finalidade de enriquecer o valor calórico.

Conferem maciez e leveza às preparações (aeração), assumem papel lubrificante em determinadas receitas e possuem grande capacidade de proteger contra umidade. Nos processos de fritura de imersão, atuam como agentes de transferência de calor, ocasionando desidratação do alimento e tornando seu aspecto crocante.

Ponto de Fumaça

Durante o aquecimento de óleos e gorduras em temperaturas elevadas, ocorrem alterações químicas, sendo a principal destas a hidrólise dos triglicérides em ácidos graxos e glicerol. Com o aumento da temperatura, ocorre a desidratação da molécula de glicerol, dando origem à acroleína, uma substância volátil, de odor desagradável e irritante das mucosas gástricas e conjuntivas. Sua liberação pode ser percebida durante o aquecimento devido à liberação de uma fumaça branca e densa, denominada ponto de fumaça.

O ponto de fumaça varia em diferentes óleos e gorduras, como mostrado na Tabela 8.2.

Tabela 8.2 Ponto de fumaça e tempo de aquecimento de óleos e gorduras		
Gordura	Ponto de fumaça (°C)	Tempo de aquecimento (minutos)
Manteiga	120 a 150	–
Azeite	175 a 190	7
Óleo de girassol	183 a 232	5
Banha	185 a 220	–
Margarina	192	8
Óleo de milho	204 a 215	7
Óleo de canola	213 a 233	9
Gordura vegetal hidrogenada	215 a 231	17
Óleo de algodão	218 a 230	–
Óleo misto/ composto	220	9
Óleo de soja	226 a 232	7

Fonte: adaptado de Botelho, 2009; Ornellas, 2007; Phillip, 2003.

Rancificação

É a forma de deterioração mais comum. A produção do ranço ocorre com certa facilidade, decorrente da oxidação e hidrólise dos triglicérides em ácidos graxos e glicerol causada por ação da luz, calor e umidade. Quando ocorre rancificação, há liberação de água e odor desagradável (efeito dos ácidos butírico e caproico, voláteis), além da inativação das vitaminas lipossolúveis presentes no alimento.

Absorção de Gorduras em Frituras de Imersão

Durante o processo de fritura de imersão, os alimentos absorvem grande quantidade de gordura, a qual pode ser quantificada aplicando-se as seguintes fórmulas:

Absorção de óleo (g) = Peso inicial óleo (g) – Peso final óleo (g) + Peso do óleo absorvido no papel

% Absorção de óleo = quantidade de óleo absorvida x 100

Protocolo de Aula Prática 11

Tema: Estudo Experimental de Óleos e Gorduras

Objetivos

- Diferenciar o ponto de fumaça de diversos óleos e gorduras.
- Comparar a absorção de gordura em diferentes alimentos.

Procedimento

Experimento 1 – Determinação do ponto de fumaça

1. Em uma panela, colocar a gordura/óleo (200 g) e levar ao fogo em chama alta.
2. Anotar o tempo inicial.
3. Aquecer até começar a liberar uma fumaça branca e densa.
4. Medir a temperatura.
5. Anotar a temperatura e o tempo final.
6. Desligar.

Itens para verificação do ponto de fumaça:

- azeite;
- óleo de soja;
- margarina;
- manteiga;
- gordura vegetal hidrogenada;
- óleo de milho.

Experimento 2 – Análise da absorção de gorduras

1. Em uma panela, aquecer 300 g de óleo de soja.
2. Descascar 500 g de batatas e cortar conforme as indicações a seguir.

3. Quando o óleo estiver quente, colocar as batatas e deixar, até que fiquem coradas.
4. Retirar com escumadeira e colocar sobre papel absorvente.
5. Pesar o óleo da panela (depois de frio) e o óleo remanescente no papel.
6. Anotar e realizar o cálculo de absorção de gorduras.

Itens para a análise da absorção de gorduras:

- batata *chips*;
- batata palito;
- batata cozida em pedaços.

Quadro de avaliação – ponto de fumaça				
Item	Tempo inicial (minutos)	Tempo final (minutos)	Tempo total (minutos)	Temperatura (°C)
Azeite				
Óleo de soja				
Margarina				
Manteiga				
Gordura vegetal hidrogenada				
Óleo de milho				

Quadro de avaliação – absorção de gordura				
Item	Peso óleo inicial (g)	Peso óleo final (g)	Peso óleo no papel (g)	Absorção (%)
Batata *chips*				
Batata palito				
Batata cozida				

LEITE E DERIVADOS

9

De acordo com o regulamento de inspeção industrial e sanitária de leite e derivados, denomina-se leite, sem outra especificação, o produto normal, fresco e integral oriundo da ordenha completa e ininterrupta de vacas sadias, 15 dias antes e 5 dias após o parto da vaca.

Para a bromatologia, trata-se de uma mistura complexa composta por glóbulos de gordura de tamanhos variados, estabilizados por substâncias proteicas, em um soro em solução. Este soro é constituído de açúcares, vitaminas e minerais, além de outras substâncias, tais como: enzimas, ácidos, anticorpos e gases (CO_2, O_2, N_2).

Classificação

O leite pode ser classificado segundo sua origem (espécie produtora: vaca, cabra, ovelha, búfala), seu teor de gordura (integral, padronizado e desnatado), sua finalidade (consumo e fins industriais), o tipo de ordenha (A, B ou C) e o tratamento térmico que recebe (cru e pasteurizado).

Leite Tipo A

- Produção em granja leiteira.
- Gado sob inspeção veterinária permanente.

- Ordenha mecânica em sala apropriada.
- Pasteurização logo após a ordenha.
- Distribuição para consumo em até 12 horas, no máximo, após a ordenha.

Leite Tipo B

- Gado sob inspeção veterinária permanente.
- Ordenha mecânica em sala apropriada.
- Transporte refrigerado a 10 °C até a usina de beneficiamento, chegando, no máximo, 9 horas após a ordenha.
- Pasteurização de, no máximo, 2 horas após a chegada à usina (sob refrigeração a 5 °C).
- Distribuição para consumo em até 24 horas, no máximo, após a chegada à usina.

Leite Tipo C

- Gado sob inspeção veterinária periódica.
- Ordenha manual no próprio estábulo.
- Transporte refrigerado não obrigatório até a usina de beneficiamento, chegando, no máximo, 12 horas após a ordenha.
- Pasteurização de, no máximo, 5 horas após a chegada à usina.
- Distribuição para consumo em até 24 horas, no máximo, após a chegada à usina.

Outras Variedades

- **Leite integral:** teor de gordura original (A e B).
- **Leite padronizado:** teor de gordura ajustado a 3% (C).
- **Leite desnatado:** quase isento de gordura.
- **Leite semidesnatado:** retirada parcial de gordura.

- **Leite em pó:** tratado termicamente, desidratado e necessitando de reconstituição; pode ser integral ou desnatado.
- **Leite evaporado:** tratado termicamente, com retirada parcial de água.
- **Leite condensado:** tratado termicamente, com retirada parcial de água e adição de açúcar.
- **Leite modificado:** aquele que sofreu modificações nutricionais para consumo na alimentação infantil.

Propriedades Nutricionais

A composição centesimal do leite tem pequenas variações, dependendo, principalmente, de alimentação, raça e estações do ano (estação).

As proteínas são consideradas os principais nutrientes do leite. São de alto valor biológico, compostas por aminoácidos essenciais e não essenciais em proporções consideradas ótimas para seu aproveitamento. A caseína é a principal proteína do leite, correspondendo a 80% a 85% de seu conteúdo proteico. As proteínas do soro do leite, a alfalactoalbumina e a betalactoglobulina, são as outras proteínas importantes do leite. São proteínas simples, normalmente estáveis aos ácidos e muito sensíveis ao aquecimento. A lactoalbumina constitui ao redor de 18% das proteínas totais, e a lactoglobulina, cerca de 2%.

A lactose é o componente mais abundante dos sólidos do leite. Além da lactose, outros carboidratos existem no leite, em menor proporção (glicose, galactose). A lactose tem fraco poder adoçante (13%) quando comparada à glicose (67%) e à sacarose (100%). É atacada pelas bactérias, produzindo ácido lático. Além disso, a lactose favorece o aproveitamento de cálcio e fósforo.

A quantidade de gordura do leite varia conforme a raça de bovinos e seu estado de nutrição. Os lipídios são formados por uma mistura de células de diversos tamanhos, invisíveis a olho nu, que, apesar do aspecto de emulsão, estão em suspensão.

O leite é uma importante fonte de minerais e vitaminas. Ele se destaca como a maior fonte de cálcio do regime alimentar e é importante fonte de cloretos (sódio), fosfatos e citratos (magnésio, potássio).

Contém vitaminas hidrossolúveis e lipossolúveis, as quais, embora em pequena quantidade, são importantes para a alimentação. Dentre as vitaminas do complexo B, destaca-se a riboflavina (B2), e entre as lipossolúveis, a vitamina A.

Qualidade do Leite

As normas adotadas no Brasil para o controle do leite estão contidas no "Regulamento de Inspeção Industrial e Sanitária de Produtos de Origem Animal" (Riispoa), aprovado pelo Decreto n. 90.691, de 29 de março de 1952, e alterado pelo Decreto n. 1.255, de 25 de junho de 1962, no qual são detalhados os diversos limites admissíveis para o leite de consumo e o industrializado. De acordo com a legislação vigente, as determinações físico-químicas necessárias em uma análise de leite são:

- **Características sensoriais**: são de suma importância para definir sua qualidade. Existe uma variação natural nas características sensoriais do leite, por inúmeras razões. Apesar da variação natural nessas características, o leite deve apresentar cor branca, ligeiramente amarelada, odor suave e sabor característico. Quando integral, o sabor do leite é agradável e adocicado, devido à composição natural e adequada em teores de gordura e de outros componentes do leite.
- **Acidez**: a acidez natural do leite é devida à presença de determinadas substâncias orgânicas e também a reações secundárias. É uma característica da boa qualidade do leite, porque é uma medida indireta do teor de caseína e de fosfatos. Pode ser medida por pH ou graus Dornic. O pH do leite adequado para consumo pode variar de 6,5 a 6,8.
- **Densidade a 15 °C**: por meio da densidade, pode-se verificar a integridade do leite, uma vez que a densidade é a relação entre a massa (sólidos totais) e o volume (água) do leite. É determinada por um aparelho denominado termolactodensímetro. O leite adequado

para consumo deve apresentar uma densidade de 1.028 a 1.033 a 15 °C. Como essa determinação varia com a temperatura, utilizam-se tabelas de correção para temperatura a 15 °C.

- **Determinação da gordura**: o leite integral (A e B) e o leite padronizado (C) devem apresentar no mínimo 3% de lipídios.
- **Extrato seco total e desengordurado**: o extrato seco total é representado por proteína, lactose, gordura e minerais do leite. Pode sofrer variações, mas deve ter no mínimo 11,5%, enquanto o extrato seco desengordurado sugere o mínimo de 8,5%.
- **Índice crioscópico**: é o ponto de congelamento do leite. Sua determinação é realizada em aparelho crioscópico eletrônico digital. O ponto de congelamento do leite é, em média -0,544. Leite diluído em água possui um ponto de congelamento menor do que -0,53 °C, ou seja mais próximo de 0 °C.
- **Pesquisa de peroxidase e fosfatase**: as enzimas do leite são produzidas pelas células do tecido da glândula mamária. Destacam-se por sua importância técnico-higiênico-sanitária. O leite pasteurizado adequadamente (relação tempo e temperatura) deve apresentar fosfatase negativa e peroxidase positiva.

O leite será considerado fraudado quando apresentar fora do padrão no mínimo três provas de rotina ou uma rotina e uma de precisão. São consideradas provas de rotina: densidade a 15 °C, acidez em graus Dornic, gordura, extrato seco total e desengordurado. São consideradas provas de precisão: determinação do índice crioscópico e do índice de refração do soro cúprico a 20 °C.

Derivados do Leite

Além do leite, é muito comum o consumo de seus derivados.

Os queijos são obtidos pela coagulação do leite pasteurizado (uso de coalho, fermento láctico ou calor) e retirada do soro. Podem ser frescos (prontos para consumo logo após a produção e com maior teor de água) ou maturados (conferem características específicas de aroma, cor e textura). Os queijos podem ser classificados em:

- **Moles**: de consistência cremosa, embora alguns possam formar uma casca fina (p. ex.: requeijão, *cream cheese, brie* e *camembert*).
- **Semimoles**: de consistência macia e firme; alguns podem apresentar processos de fabricação diferenciados e desenvolver sabor e odor específicos (p. ex.: mozarela, prato e *roquefort*).
- **Duros**: formam "buracos" resultantes de bolhas de ar produzidas por micro-organismos (p. ex.: *cheddar, gruyère*);
- **Muito duros**: envelhecidos por um longo período (p. ex.: parmesão.

Os iogurtes são produzidos a partir da fermentação natural ou artificial do leite (uso de fermentos lácteos como *Lactobacillus bulgaricus* e *Streptococcus thermophilus*). Podem ser consumidos em sua forma natural, adicionados de frutas, mel ou cereais; além disso, podem compor preparações como molhos e sopas frios.

O creme de leite é extraído da nata e corresponde à fração lipídica do leite. Pode ser encontrado fresco ou em conserva (lata ou longa vida). Trata-se de um importante ingrediente no preparo de molhos, sopas e confeitaria, especialmente como agente de "liga". Sua composição nutricional é predominantemente gordura.

CARNES 10

Carne é todo músculo estriado que cobre o esqueleto, bem como o diafragma, a língua, o esôfago e as vísceras de diferentes animais.

Estão incluídas nesse grupo todas as partes dos animais destinadas ao consumo humano – bovinos, caprinos, ovinos, aves, pescados e outros.

Estrutura

Há basicamente três tipos de estrutura na composição das carnes: tecido muscular, tecido conjuntivo e tecido adiposo (gordura), além de ossos e cartilagens.

No tecido muscular, são encontrados feixes de fibras musculares unidos por tecido conectivo, que formam a membrana muscular, os tendões e os ligamentos (podem ser brancos ou amarelados). Quanto menores forem os feixes de fibras, mais macia é a carne. Outros fatores que influenciam na maciez da carne são a idade do animal, o sexo e a atividade física a que foi submetido.

O tecido conjuntivo branco apresenta resistência e firmeza quando cru. Composto principalmente por colágeno e elastina (com predomínio de colágeno), tende a alterar sua coloração para semitransparente após cocção prolongada e em calor úmido (panela de pressão), adquirindo aspecto de gelatina.

O tecido conjuntivo amarelo (em que há predomínio da quantidade de elastina sobre o colágeno) é bastante flexível e brilhante, sendo encontrado nos ligamentos que unem ossos e órgãos. A cocção não confere maciez a esse tipo de tecido.

A gordura das carnes é geralmente encontrada em meio às células do tecido conjuntivo, e sua distribuição depende da localização da peça em questão (ao redor dos órgãos, entre os músculos ou em volta destes, e diretamente sob a pele).

Qualidade da Carne

O segredo de um bom prato à base de carnes está na escolha adequada do tipo de corte e preparação que será utilizado. Toda carne pode ser boa se preparada de maneira correta. É comum que a maciez da carne seja usada como critério de julgamento a respeito de sua qualidade, bem como a quantidade de gordura.

Outro fator importante na qualidade das carnes é o processo de maturação, que interfere diretamente sobre a maciez da carne, uma vez que o ácido lático presente na musculatura do animal antes do abate se acumula após a morte do animal, promovendo a acidificação do meio com endurecimento da carne (*rigor mortis*). O período de 4 a 72 horas após cessar o *rigor mortis* torna a carne mais macia e deve ser feito em temperatura controlada e baixa umidade, a fim de evitar a proliferação de micro-organismos.

Além da maciez natural da carne, há ainda a possibilidade de serem utilizados agentes amaciadores, que agem sobre as fibras musculares, os quais podem ser: mecânicos (batedor manual de carnes ou amaciador de bifes), enzimáticos (ação de enzimas como a bromelina presente no abacaxi, papaína presente no mamão e ficina presente no figo), químicos (alteração no pH, como, por exemplo, o uso de vinha d'alhos) ou a maturação a vácuo (carne embalada a vácuo mantida a temperaturas próximas de 10 °C por até 60 dias).

Propriedades Nutricionais

As carnes são boas fontes de proteína, além de vitamina A e do complexo B, e de minerais como ferro, cálcio, fósforo, zinco, magnésio, sódio e potássio. O destaque em relação ao valor nutricional das carnes é para o ferro, que é encontrado em sua forma heme (componente da mioglobina e hemoglobina – responsáveis pela coloração da carne), forma que representa melhores absorção e biodisponibilidade do que o ferro dos vegetais.

As proteínas das carnes apresentam boa digestibilidade (superior a 95%), são de boa biodisponibilidade e consideradas de alto valor biológico. Os extratos purínicos provenientes da cocção das carnes são estimulantes da secreção gástrica, o que contribui, de forma direta, para a melhor digestão dos alimentos.

Aquisição e Armazenamento

O primeiro item que deve ser observado na aquisição das carnes são as características sensoriais: a carne deve apresentar cor vermelho-intenso, odor próprio e textura firme. Carnes escurecidas ou opacas significam problemas no abate do animal, especialmente relacionados ao estresse durante o processo. Quanto ao odor, um aspecto importante é a oxidação lipídica.

Além do que já foi citado anteriormente, devem ser avaliadas as informações sobre procedência, validade, embalagem e outros dispostos na legislação vigente.

Cortes Bovinos

Os cortes de carne bovina são regulamentados pela Secretaria de Inspeção do Produto Animal (Sipa), por meio da Portaria n. 5, de 8 de novembro de 1988, como apresentado a seguir.

Quarto Dianteiro

- **Pescoço**: é um dos cortes mais econômicos, com bastante gordura, geralmente usado no preparo de sopas ou cozidos.
- **Acém**: é uma parte considerada dura e gordurosa, constituir o lombo do boi e é usada para o preparo de sopas, bifes de caldo, ensopados e assados de panela.
- **Peito**: constituído de músculos e fibras duras, usado em cozidos ou para fazer caldos, carne enrolada e carne moída.
- **Braço, pá ou paleta**: corte formado por músculos com muitos nervos e gordura. Serve para moer, ensopar, fazer caldos e picados.
- **Músculo**: corte formado por músculos, de consistência mais rija, usado para fazer sopas, cozidos e caldos.
- **Cupim**: corte com bastante gordura usado para churrascos e assados.
- **Tutano**: é uma substância rosada, mole e gordurosa que se encontra dentro dos ossos longos. É usado como componente de molhos e acompanhamentos. O conjunto do músculo com o osso é chamado de ossobuco.

Quarto Traseiro

- **Fraldinha**: corte pequeno de fibras longas, é a parede da carne que forra o abdome. Usada para ensopados, refogados, assados de panela, espetinhos e churrasco.
- **Ponta de agulha**: é a parte constituída pelas últimas costelas, com músculos duros e fibras grossas e compridas. Usado para sopas e ensopados.
- **Filé *mignon***: corte macio localizado ao longo do dorso do animal. Usado para bifes altos (medalhão, *chateaubriand*), estrogonofe e escalope.

Ponta de Contrafilé

- **Filé de costela**: em geral, é usado no preparo de ensopados.
- **Contrafilé ou filé de lombo**: carne macia, de forma redonda, fica ao longo da parte externa da coluna vertebral. É usado para bifes na chapa ou grelhados, rosbife, estrogonofe, churrasco, escalope e medalhão.
- **Capa de filé**: tem textura desigual e muitos nervos. Usada para assados, refogados e ensopados.
- **Alcatra**: forma alongada e fibras semelhantes às do coxão mole. É usada principalmente para bifes de chapa ou grelhado, refogado, assado, picadinho, espeto, escalope, medalhão, estrogonofe e churrasco.
- **Patinho**: parte menos macia que a alcatra, indicado para assados e cozidos, carne moída, bife *à rolê* e cubos.
- **Coxão duro ou chã de fora**: músculo grande, pouco fibroso, indicado para cozidos, carne moída, caldos, ensopados, bife *à rolê* e rosbife.
- **Coxão mole ou chã de dentro**: músculo do interior da perna, arredondado, com fibras curtas e de consistência macia. Usado para assado, bife *à rolê*, refogado, à milanesa, estrogonofe, espetinho, picado e moído.
- **Lagarto**: parte da coxa do boi, de fibras longas, usado para assado, bife, rosbife e *carpaccio*.
- **Aba de filé**: corte menos macio que o filé-mignon, usado para carne moída.
- **Maminha de alcatra**: corte macio usado para assados, bifes e grelhados.
- **Picanha**: corte muito macio utilizado para churrascos.
- **Mocotó**: é o produto do cozimento de cartilagens e tendões das patas de bois e porcos, muito usado em algumas regiões do Brasil.
- **Carne de sol**: é a carne de boi desossada, ligeiramente salgada e exposta ao sol forte. A secagem é rápida, e forma-se uma camada protetora, que conserva a parte de dentro da carne úmida, macia e suculenta. Esse processo só é possível de ser realizado em regiões semiáridas do Nordeste, devido ao clima. Por possuir fibras longas e

macias, o preparo desta carne não exige cozimento longo, devendo ser grelhada ou frita.

- **Carne seca**: são retalhos de carne desossada sobrepostos em camadas (pilhas) com sal entre elas. Essas pilhas são constantemente trocadas de posição para facilitar a evaporação da água e evitar que a carne estrague. Após certo tempo, são estendidas ao sol para completar a desidratação. O cozimento dessa carne é mais demorado, pois, para ficar no ponto, ela deve estar quase "desmanchando".

1 - Cupim
2 - Acém
3 - Contrafilé de costela
4 - Contrafilé de lombo
5 - Filé-mignon
6 - Picanha
7 - Miolo de alcatra
8 - Coxão duro
9 - Coxão mole
10 - Lagarto
11 - Rabo
12 - Músculo de traseiro

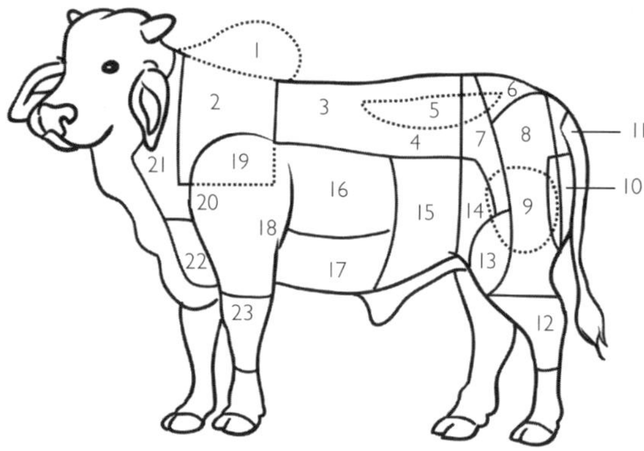

13 - Patinho
14 - Maminha
15 - Fraldinha
16 - Costela
17 - Costela ponta de agu
18 - Miolo de paleta
19 - Paleta
20 - Peixinho
21 - Pescoço
22 - Peito
23 - Músculo de dianteiro

Figura 10.1 Cortes bovinos.

Pré-Preparo

Durante o pré-preparo das carnes, são removidas aparas e partes não comestíveis, bem como o fracionamento, de acordo com a preparação que será realizada. Os cortes mais utilizados são:

- **Bife**: o fatiamento das peças de carne para retirada de bifes deve ser feito no sentido transversal à fibra, seccionando-a (cortar a carne no sentido da fibra torna-a dura após a cocção). De acordo com o tipo de corte, recebem as seguintes denominações:
  » **medalhão**: cerca de 150 g, 3 cm de altura, formato arredondado ou oval;

- » **turnedô**: cerca de 180 g, 4 a 5 cm de altura, formato arredondado;
- » ***chateaubriand***: cerca de 300 a 400 g, 6 a 7 cm de altura, formato arredondado;
- » **escalope**: cerca de 60 g, espessura bem fina;
- » ***émincé***: cortado em tiras.

- **Picado**: deve obedecer o mesmo padrão de tamanho e formato para garantir a boa aparência da preparação. Há preparações que exigem determinados tamanhos de cortes:
  - » ***brochette*** **ou espeto**: cubos com cerca de 3 cm;
  - » ***goulash***: cubos com cerca de 4 cm;
  - » **picadinho**: cubos com cerca de 2 cm;
  - » **iscas**: tiras de aproximadamente 5 cm de comprimento x 1 cm de largura.
- **Moída**: utilizada em muitos tipos de preparações, tais como: almôndegas, recheio de massas, molho bolonhesa, kafta etc.
- **Assado**: indicado para peças grandes (cerca de 2 kg ou mais). Utiliza-se a peça inteira ou boa parte dela.

Os cuidados adequados na manipulação das carnes no pré-preparo são fundamentais. O ambiente deve estar higienizado, com utensílios exclusivos para esta finalidade, e o tempo de manipulação das carnes em temperatura ambiente não deve exceder 30 minutos.

No caso de carnes salgadas, o dessalgue deve ser feito por meio de imersão em água, no máximo a 21 °C, trocada a cada 4 horas; em água sob refrigeração ou por meio de fervura, como regulamentado pela Portaria CVS-6/99.

Cocção

A escolha do método de cocção adequado está relacionada a bons resultados na preparação. Cortes com menor teor de colágeno apresentam maior maciez quando preparados em calor úmido (paleta, acém, fraldinha, peito, capa de filé). Cortes mais macios (alcatra, lagarto), por sua vez, podem ser preparados em calor seco, e outros, ainda mais macios (filé-mignon, patinho, contrafilé), podem ser grelhados.

Durante a cocção, as carnes perdem, pelo menos, 10% de seu volume inicial, valor que pode chegar a 40%, como é o caso da carne assada. Em carnes preparadas como churrasco, ocorre a perda na forma de "goteio", cujas perdas são menores do que de outros métodos de cocção.

Tipos de cocção utilizados para carnes:

- assar (forno, panela, grelha ou espeto);
- fritar (bife simples, à milanesa ou *à dorê*);
- ensopar (peça inteira, picadinho, carne moída).

As temperaturas também são fundamentais no processo de cocção das carnes. Para a obtenção de carne "ao ponto", a temperatura deve ficar entre 60 a 70 °C; para carnes "bem passadas", de 70 a 80 °C; e "muito bem passadas", de 80 a 90 °C. É importante lembrar que o controle da temperatura durante o preparo também tem grande importância na qualidade microbiológica da preparação final e que devem ser observados os critérios da legislação sanitária vigente.

Protocolo de Aula Prática 12

Tema: Estudo Experimental de Carnes

Objetivos

- Reconhecer as diferentes formas de pré-preparo e cocção.
- Identificar diferenças nos processos de amaciamento das carnes bovinas.

A – Bife de patinho grelhado

Ingredientes	Quantidade	Unidade de medida
Sal	QS	
Cebola	1	Colher (sopa)
Salsa	½	Colher (sopa)
Bifes de patinho de 120 a 150g	3	Unidade
Amaciante químico	1	Colher (sobremesa)
Abacaxi	½	Unidade

QS = quantidade suficiente.

Modo de preparo:

1. Temperar somente com sal, cebola e salsa.
2. Pesar todos os ingredientes após o pré-preparo.
3. Utilizar amaciante químico a 2% do peso em um bife e 2% do peso de suco de abacaxi em outro bife. No último bife, não utilizar nenhuma forma de amaciamento.
4. Grelhar os bifes.
5. Comparar as características sensoriais.

B – Bife de coxão duro grelhado

Ingredientes	Quantidade	Unidade de medida
Sal	QS	
Cebola	1	Colher (sopa)
Salsa	½	Colher (sopa)
Bifes de coxão duro de 120 a 150 g	6	Unidade
Amaciante químico	1	Colher (sobremesa)
Abacaxi	½	Unidade

Modo de preparo:

1. Temperar somente com sal, cebola e salsa.
2. Pesar todos os ingredientes após o pré-preparo.
3. Utilizar amaciante químico a 2% do peso em um bife e 2% do peso de suco de abacaxi em outro bife. No último bife, não utilizar nenhuma forma de amaciamento.
4. Grelhar os bifes.
5. Comparar as características sensoriais.

C – Bife de contrafilé grelhado

Ingredientes	Quantidade	Unidade de medida
Sal	QS	
Cebola	1	Colher (sopa)
Salsa	½	Colher (sopa)
Bifes de contrafilé de 120 a 150 g	3	Unidade
Amaciante químico	1	Colher (sobremesa)
Abacaxi	½	Unidade

Modo de preparo:

1. Temperar somente com sal, cebola e salsa.
2. Pesar todos os ingredientes após o pré-preparo.
3. Utilizar amaciante químico a 2% do peso em um bife e 2% do peso de suco de abacaxi em outro bife. No último bife, não utilizar nenhuma forma de amaciamento.
4. Grelhar os bifes.
5. Comparar as características sensoriais.

D – Bife de filé-mignon grelhado

Ingredientes	Quantidade	Unidade de medida
Sal	QS	
Cebola	1	Colher (sopa)
Salsa	½	Colher (sopa)
Bifes de filé-mignon de 120 a 150 g	3	Unidade
Amaciante químico	1	Colher (sobremesa)
Abacaxi	½	Unidade

Modo de preparo:

1. Temperar somente com sal, cebola e salsa.
2. Pesar todos os ingredientes após o pré-preparo.
3. Utilizar amaciante químico a 2% do peso em um bife e 2% do peso de suco de abacaxi em outro bife. No último bife, não utilizar nenhuma forma de amaciamento.
4. Grelhar os bifes.
5. Comparar as características sensoriais.

E – Cortes para carne moída

Ingredientes	Quantidade	Unidade de medida
Sal	QS	
Cebola	3	Colher (sopa)
Salsa	2	Colher (sopa)
Acém moído	200	Grama
Músculo moído	200	Grama
Patinho moído	200	Grama

Modo de preparo:

1. Temperar apenas os cortes separadamente com sal, cebola e salsa.
2. Pesar todos os ingredientes após o pré-preparo.
3. Refogar os diferentes cortes separadamente.
4. Comparar as características sensoriais.

F – Cortes para carne moída

Ingredientes	Quantidade	Unidade de medida
Acém moído	200	Grama
Músculo moído	200	Grama
Patinho moído	200	Grama
Cebola	1	Colher (sopa)
Sal	QS	
Salsa	½	colher (sopa)

Modo de preparo:

1. Não temperar.
2. Refogar os diferentes cortes separadamente.
3. Temperar com cebola, sal e salsa no final da preparação.
4. Comparar as características sensoriais.

Quadro de comparação							
Experiência	Patinho em bife	Coxão duro	Filé-mignon	Contra-filé	Músculo moído	Patinho moído	Acém moído
Peso cru							
Peso cozido							
ICc							
Calor empregado							
Peso da porção							
Guarnição							
Amaciante utilizado							
Padrão							
Observações sensoriais							

ICc = índice de cocção.

Protocolo de Aula Prática 13

Tema: Estudo Experimental de Carnes – Preparações

Objetivos

- Reconhecer as diferentes técnicas de pré-preparo e cocção.
- Indentificar as carnes mais utilizadas em Unidades de Alimentação e Nutrição (UAN) e os cortes mais indicados para diferentes tipos de preparação.

Preparações Propostas

A – Bife à pizzaiolo

Ingredientes	Quantidade	Unidade de medida
Bife de coxão mole	4	Unidade
Alho	2	Dente
Sal	QS	
Orégano	QS	
Molho de tomate	2	Xícara (chá)
Mozarela	100	Grama

Modo de preparo:

1. Temperar os bifes com alho e sal.
2. Em uma frigideira antiaderente, fritar os bifes em um pouco de óleo.
3. Em uma assadeira, colocar metade do molho de tomate.
4. Acrescentar os bifes, e cobrir com o restante do molho de tomate.
5. Espalhar a mozarela ralada e o orégano e levar para assar até a mozarela derreter.

B – Lagarto recheado

Ingredientes	Quantidade	Unidade de medida
Largarto	1	Quilo
Sal	QS	
Pimenta-do-reino branca moída	QS	
Cenoura	2	Unidade
Pimentão	1	Unidade
Azeitona sem caroço	50	Grama
Óleo	1	Colher (sopa)
Caldo de carne	1	Tablete

Modo de preparo:

1. Limpar a carne e furar seu interior com uma faca.
2. Temperar com sal e pimenta-do-reino branca.
3. Rechear o centro da carne com cenoura, pimentão e azeitona.
4. Amarrar a parte inferior da carne com um fio próprio para alimentos.
5. Refogar carne em óleo aquecido.
6. Quando estiver dourado, acrescentar o caldo de carne e água suficiente para cobrir.
7. Fechar a panela de pressão e cozinhar por 20 minutos.

C – Estrogonofe de carne

Ingredientes	Quantidade	Unidade de medida
Filé-mignon	500	Grama
Óleo	QS	
Cebolas médias	2	Unidade
Tomate	2	Unidade
Sal	QS	
Extrato de tomate	2	Colher (sopa)
Champignon	1	Xícara (chá)
Creme de leite	1	Lata

Modo de preparo:

1. Cortar a carne em cubos e colocar em uma panela com óleo para dourar.
2. Colocar a cebola cortada, o tomate e o sal.
3. Cozinhar por aproximadamente 20 minutos.
4. Colocar o extrato de tomate e o *champignon*.
5. Cozinhar por mais uns 3 a 5 minutos para obter um molho cremoso e borbulhante.
6. Desligar o fogo e acrescentar o creme de leite sem soro, mexendo até incorporar o molho ao creme.

D – Bife *à rolê*

Ingredientes	Quantidade	Unidade de medida
Bifes de coxão duro	4	Unidade
Bacon	4	Tira
Cenoura	4	Tira
Óleo	QS	
Cebola	1	Unidade
Cheiro-verde	QS	
Sal	QS	
Pimenta-do-reino branca moída	QS	
Molho de tomate	2	Xícara (chá)

Modo de preparo:

1. Temperar os bifes e colocar as fatias de *bacon* e cenoura no meio.
2. Enrolar e prender com um palito.
3. Em uma panela de pressão, fritar os bifes, todos juntos, virando de vez em quando.
4. Em outra panela, fritar em seguida a cebola, o cheiro-verde, o sal e a pimenta.
5. Acrescentar o molho de tomate à preparação e deixar cozinhar por 30 minutos.

E – Almôndegas ao sugo

Ingredientes	Quantidade	Unidade de medida
Patinho moído	300	Grama
Cebola	½	Unidade
Alho	1	Dente pequeno
Cheiro-verde	1	Colher (sopa)
Sal	QS	
Ovos	1	Unidade
Farinha de trigo	1	Xícara (chá)
Molho de tomate	3	Xícara (chá)

Modo de preparo:

1. Em uma tigela, adicionar a carne, a cebola, o alho, o cheiro-verde e o sal.
2. Adicionar o ovo e, aos poucos, a farinha de trigo, até que a massa fique homogênea e macia.
3. Molhar as mãos levemente em água, pegar uma porção da carne, fazer uma bola e amassar levemente.
4. Mergulhar em uma panela com molho de tomate fervente e deixar cozinhar por 15 minutos.

F – Bife à milanesa

Ingredientes	Quantidade	Unidade de medida
Bife de coxão mole	4	Unidade
Alho	1	Dente
Sal	QS	
Pimenta-do-reino	QS	
Ovos batidos	2	Unidade
Farinha de rosca	1	Xícara (chá)
Farinha de trigo	1	Xícara (chá)

Modo de preparo:

1. Temperar os bifes e bater os ovos em um prato fundo.
2. Em outro prato, colocar a farinha de rosca e, em outro, o trigo.
3. Passar em farinha de trigo, em ovos batidos e, por último, em farinha de rosca.
4. Fritar os bifes em óleo numa frigideira, até dourar.

G – Iscas de carne aceboladas

Ingredientes	Quantidade	Unidade de medida
Alcatra	300	Grama
Sal	QS	
Alho	1	Dente
Pimenta-do-reino	QS	
Cebola	1	Unidade
Óleo	1	Colher (sopa)

Modo de preparo:

1. Cortar a alcatra em iscas.
2. Temperar com sal, alho e pimenta-do-reino.
3. Cortar a cebola em rodelas finas.
4. Refogar a carne com óleo em uma panela e acrescentar a cebola em rodelas no final do preparo.

SUÍNOS, MIÚDOS E EMBUTIDOS

11

DEFINIÇÕES

Para definir suínos, embutidos e miúdos, serão adotados aqui os conceitos propostos por Phillipi (2003):

- porco é um mamífero adulto, descendente do javali e criado para alimentação humana; quando novo, chama-se leitão;
- embutidos são feitos com carnes de porco, boi ou aves (sozinhas ou misturadas) e depois acondicionados em membranas ou tripas resistentes;
- miúdos são os órgãos internos dos animais, também chamados de vísceras.

SUÍNOS

Apesar de atualmente serem criados em condições de sério controle higiênico sanitário, as carnes de porco podem transmitir parasitoses. Por isso, deve-se estar atento à proveniência da carne, bem como à temperatura de cocção, a qual deve atingir 75 °C no centro geométrico. Os cortes de suíno mais utilizados são:

- **Acém**: é uma parte que começa perto das vértebras, abaixo do pescoço; usada para bistecas, assado e picadinhos.
- **Paleta**: tem a carne escura, com muitos nervos e tendões; é usada na produção de embutidos.
- **Lombo com osso (*carré*)**: abrange todo o dorso do corpo, inclusive as costeletas do lombo e o próprio lombo; o *carré* é ótimo para frituras, assados ou grelhados; o lombo (carne protegida pelas costelas) é ótimo para assar, mas também pode ser frito ou moído para uso em recheios.
- **Costela**: parte traseira da coluna; pode ser frita, assada ou grelhada.
- **Pernil**: constituído por todo o membro traseiro do porco, exceto o pé; pode ser assado, frito ou grelhado.
- **Joelho**: utilizado em pratos típicos alemães.
- **Pé**: é usado em feijoadas e nas culinárias francesa e irlandesa.
- **Barriga**: localizada na parte de trás da costela; dela, são extraídos a banha e o toucinho.

Em relação ao valor nutricional, os suínos são boas fontes de proteínas, vitaminas A e B2 (riboflavina), ferro e fósforo. Alguns cortes apresentam grande quantidade de gordura.

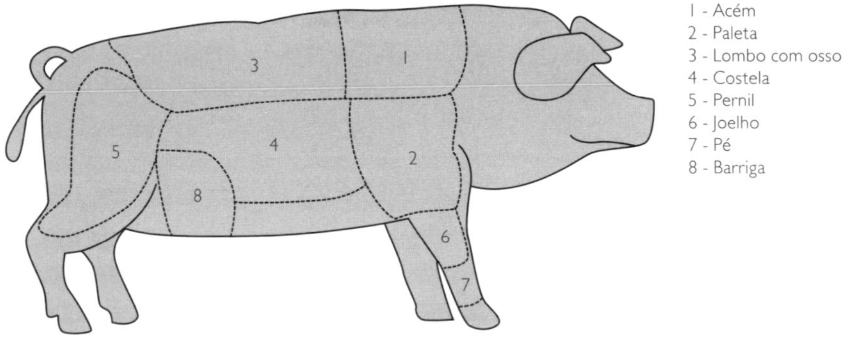

Figura 11.1 Cortes comuns do suíno.

Embutidos

Muito utilizados na Antiguidade, devido à conservação mais prolongada, do que de carnes frescas, os embutidos podem ser preparados por diversos processos, como secagem, defumação e cozimento. Pode-se utilizar mais de um processo ao mesmo tempo, e, depois de prontos, os embutidos sofrem um processo de maturação para apurar o sabor. O sabor varia conforme a carne e os temperos utilizados. Os embutidos mais conhecidos estão listados a seguir:

- *bacon*;
- chouriços;
- paio;
- mortadela;
- presunto;
- salame;
- fiambre;
- salsicha;
- linguiça.

De maneira geral, os embutidos têm elevado teor de gorduras, principalmente as saturadas, e são ricos em sódio; por isso, seu consumo deve ser moderado.

Miúdos

Miúdos ou vísceras, em geral, apresentam baixo custo aliado a elevado valor nutritivo. Podem ser provenientes das aves e de órgãos dos outros animais (boi, porco e vitela). Os mais utilizados são:

- fígado (vitela, boi, porco);
- língua (vitela, boi, porco);

- dobradinha ou bucho (boi);
- rabo (boi);
- rim (vitela, boi, porco);
- coração (boi, porco, vitela, carneiro, frango);
- miolo (boi, porco, vitela, carneiro);
- pulmão ou bofe (boi).

Protocolo de Aula Prática 13

Tema: Estudo Experimental de Carne Suína e Embutidos

Objetivo

Reconhecer as diferentes técnicas de pré-preparo e cocção utilizadas para suínos e embutidos.

Preparações Propostas

A – Salsicha à americana

Ingredientes	Quantidade	Unidade de medida
Salsicha	8	Unidade
Mostarda	2	Colher (sopa)
Queijo mozarela	8	Fatia
Fatias de *bacon* finas	8	Fatia
Molho de tomate	1	Xícara (chá)

Modo de preparo:

1. Cozinhar as salsichas.
2. Cortar as salsichas ao meio, ao comprido, sem as separar.
3. Untar o interior com mostarda e rechear com as fatias de queijo dobradas ao meio.

4. Enrolar cada salsicha com 2 fatias finas de *bacon*, prendendo com palitos.
5. Acrescentar molho de tomate e levar ao forno, previamente aquecido a 200 °C, durante 15 minutos.

B – Bisteca grelhada

Ingredientes	Quantidade	Unidade de medida
Bisteca de porco de 1,5 cm	4	Unidade
Alho	2	Dente
Molho de soja	QS	
Limão	1	Unidade
Sal	QS	

QS = quantidade suficiente.

Modo de preparo:

1. Temperar as bistecas com o alho, o molho de soja, o suco de limão e o sal.
2. Deixar a bisteca nessa marinada na geladeira por cerca de 20 minutos, virando-as uma vez.
3. Grelhar as bistecas até que estejam bem macias e bem passadas.

C – Linguiça toscana assada

Ingredientes	Quantidade	Unidade de medida
Linguiça toscana	500	Grama
Limão	1	Unidade

Modo de preparo:

1. Ferver as linguiças em água.
2. Colocar as linguiças, cortadas em gomos, em uma assadeiras.
3. Após assada, acrecentar suco de limão.

D – Hambúrguer bovino ao vinagrete

Ingredientes	Quantidade	Unidade de medida
Tomate	1	Unidade
Cebola	1	Unidade
Vinagre	2	Colher (sopa)
Azeite	1	Colher (chá)
Sal	QS	
Hambúrguer bovino	4	Unidade

Modo de preparo:

1. Cortar os tomates e a cebola em pedaços pequenos.
2. Acrescentar o vinagre, o azeite e o sal. Misturar bem e reservar.
3. Grelhar os hambúrgueres em frigideira e acrescentar o vinagrete depois de prontos.

E – Linguiça calabresa acebolada

Ingredientes	Quantidade	Unidade de medida
Linguiça calabresa	300	Grama
Cebola	1	Unidade

Modo de preparo:

1. Cortar a linguiça calabresa e a cebola em rodelas.
2. Grelhar a linguiça calabresa em uma frigideira.
3. Acrescentar as cebolas e deixar por 2 minutos.

AVES 12

Aves são animais de pena, de diferentes espécies, domésticos ou silvestres, utilizados para alimentação humana.

Os tipos mais comuns de aves são frango, peru, pato, marreco, ganso, faisão, galinha-d'angola, codorna, perdiz, pombo e chester, e o frango é o mais largamente utilizado no Brasil. As aves apresentam estrutura e valor nutricional similares aos das carnes (tecido muscular, conjuntivo e adiposo).

Classificação

O frango é a ave mais utilizada na alimentação e pode ser classificado em: frango de leite ou galeto; frango comum; galo ou galinha; e frango capão.

Frango de Leite ou Galeto

Tem até 3 meses de idade e pesa cerca de 600 gramas. Possui carne macia, com cartilagens e ossos moles, pouca gordura e sabor suave. Cozinha bem rápido e pode ser preparado assado, grelhado ou frito.

Frango Comum

Tem de 3 a 7 meses de idade e pesa mais de 1 kg. Em geral, os frangos comuns utilizados são animais machos, pois as fêmeas se destinam à postura de ovos e são abatidas somente quando adultas. Sua carne tem mais gordura e sabor mais acentuado, e seus ossos e cartilagens são mais duros do que o galeto. Pode ser grelhado, frito, assado ou ensopado.

Galo ou Galinha

Tem mais de 7 meses de idade e pesa cerca de 1,5 quilo. A carne é mais saborosa e varia com o tipo de alimentação que o animal recebeu. O galo tem a carne mais firme do que a galinha e menos gordura, e por isso seu tempo de cozimento é maior que o da galinha. É indicado para o preparo de ensopados e para a canja.

Frango Capão

Este frango é castrado para que possa engordar mais. É abatido com 7 meses e pesa mais do que o galo e a galinha comuns. Sua carne tem bastante gordura, e por isso a melhor forma de preparo é assado.

Aquisição e Armazenamento

As aves devem ser provenientes de aviários inspecionados, e o abate deve contemplar as etapas de recolhimento do sangue, remoção das penas, evisceração, lavagem da carcaça, maturação (em temperatura controlada) e corte.

Os critérios para aquisição devem ser os mesmos adotados para carnes, destacando-se a avaliação sensorial, e é importante observar se a ave possui odor e cor característicos e textura firme.

As aves podem ser encontradas frescas (período de validade reduzido), refrigeradas (aquelas que atingiram temperaturas próximas de 0 °C em até 24 horas) e congeladas (aquelas que atingiram temperatura de -18 °C em seu centro geométrico).

As condições de armazenamento devem respeitar a forma de aquisição (refrigeradas ou congeladas), sendo que aves refrigeradas não devem exceder o período máximo de 72 horas em temperatura inferior a 4 °C.

Pré-Preparo

Podem ser consumidas em seus cortes tradicionais ou desossadas. Os cortes mais utilizados são:

- **Peito**: carne branca e macia; boa para grelhar, assar e fritar.
- **Sobrecoxa**: carne escura e de muito sabor; pode ser preparada de todas as formas, com ou sem osso.
- **Coxa**: carne muito saborosa; pode ser ensopada ou grelhada.
- **Asa**: pode ser assada, grelhada ou ensopada.
- **Pescoço**: parte escura com pequenos ossos; usada em sopas e caldos.
- **Miúdos**: fígado, coração, moela; podem ser refogados ou usados em recheios.
- **Pés**: usados para caldos e sopas.

Para desossar as aves, deve-se iniciar pela retirada da cabeça, pontas das asas e pés. Em seguida, deve-se abrir a ave ao longo das costas, removendo a parte aderida à carcaça, e, por fim, remover os ossos das asas e coxas pela parte interna, cortando-se os tendões.

As aves podem, ainda, sofrer amaciamento, sendo o mais comum o uso de vinha d'alhos.

Cocção

As aves podem ser preparadas de diferentes formas, e o tempo de cocção varia de acordo com o tamanho e a idade da ave, estando sujeitas a perdas da mesma forma que as carnes. As formas de preparo mais utilizadas são:

- **Assar**: inteiro com osso, desossado, recheado, em partes.
- **Fritar**: mais indicado para pedaços pequenos e sem osso ou filés. Pode ser empanado ou simples.
- **Grelhar**: inteiro com osso, desossado, recheado, em partes.
- **Ensopar**: qualquer parte da ave.
- **Refogar**: habitualmente, o peito.
- **Cozer**: os mais indicados são o galo ou a galinha, devido à quantidade de gordura e de textura da carne (exige maior tempo de cocção).

1 - Cabeça
2 - Coxinha da asa
3 - Meio da asa
4 - Asa
5 - Peito
6 - Filé de peito
7 - Filezinho
8 - Sobrecoxa
9 - Coxa
10 - Pescoço
11 - Dorso
12 - Sambiquira
13 - Pé

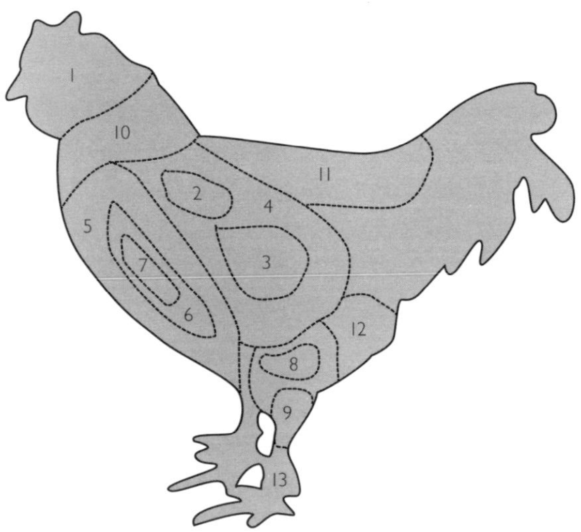

Figura 12.1 Cortes comuns do frango.

Protocolo de Aula Prática 14

Tema: Estudo Experimental de Aves

Objetivos

- Comparar as diferentes formas de pré-preparo e cocção de aves.
- Conhecer e aplicar diferentes tipos de calor e cortes em preparações.
- Identificar o peso das porções utilizadas em Unidades de Alimentação e Nutrição (UAN).

Preparações Propostas

A – Sobrecoxa assada ao molho de laranja

Ingredientes	Quantidade	Unidade de medida
Sobrecoxa de frango	1	Quilo
Sal	1	Colher (sobremesa)
Alho	2	Dente
Salsa	½	Colher (sopa)
Azeite	1	Colher (sopa)
Suco de laranja	500	Mililitro

Modo de preparo:

1. Temperar as sobrecoxas com sal, alho amassado, salsa e azeite.
2. Reservar por 20 minutos.
3. Levar ao forno em forma untada coberto com papel-alumínio.
4. Retirar o papel-alumínio após 15 minutos.
5. Manter no forno, molhando sempre com suco de laranja.
6. Retirar quando estiver dourado.

B – Frango à passarinho

Ingredientes	Quantidade	Unidade de medida
Cortes de frango à passarinho	1	Quilo
Sal	1	Colher (sobremesa)
Alho	2	Dente
Salsa	½	Colher (sopa)
Limão	1	Xícara (café)
Óleo	QS para fritar	

QS = quantidade suficiente.

Modo de preparo:

1. Temperar o frango com sal, alho amassado, salsa e limão.
2. Reservar por 20 minutos.
3. Aquecer o óleo em uma panela.
4. Quando estiver quente, fritar o frango até dourar.
5. Escorrer o excesso de óleo em papel-toalha.

C – Filé de frango ao molho de queijo

Ingredientes	Quantidade	Unidade de medida
Filé de peito de frango	1	Quilo
Sal	1	Colher (sobremesa)
Alho	2	Dente
Salsa	½	Colher (sopa)
Limão	2	Colher (sopa)
Molho bechamel	500	Mililitro
Queijo mozarela ralado	100	Grama

Modo de preparo:

1. Temperar os filés com sal, alho amassado, salsa e limão.
2. Reservar por 20 minutos.
3. Grelhar os filés em uma frigideira antiaderente ou chapa.

4. Colocar os filés já grelhados em um refratário, cobrir com molho bechamel e queijo ralado.
5. Levar ao forno para gratinar.

D – Frango xadrez

Ingredientes	Quantidade	Unidade de medida
Peito de frango sem osso	1	Quilo
Óleo de soja	1	Colher (sopa)
Salsão	2	Talo
Cebola	1	Unidade
Pimentão verde	1	Unidade
Pimentão vermelho	1	Unidade
Cenoura	1	Unidade
Sal	1	Colher (chá)
Molho de soja	150	Mililitro
Amido de milho	1	Colher (sopa)
Água	QS	
Óleo de gergelim	1	Colher (sopa)
Amendoim torrado sem casca	½	Xícara (chá)

Modo de preparo:

1. Cortar o frango em cubos.
2. Aquecer o óleo de soja na panela e dourar o frango.
3. Acrescentar o salsão cortado em fatias finas, a cebola e os pimentões cortados em cubos e a cenoura em rodelas.
4. Adicionar o sal e o molho de soja e cozinhar por alguns minutos.
5. Quando estiver bem cozido, engrossar o caldo com o amido de milho dissolvido em água.
6. Finalizar com óleo de gergelim e amendoim.

E – Salpicão de frango

Ingredientes	Quantidade	Unidade de medida
Água	QS	
Peito de frango com osso	1	Unidade
Cebola *piqué*	1	Unidade pequena
Batata	1	Quilo
Cenoura	2	Unidade
Salsão fatiado	1	Xícara (chá)
Uvas-passas claras	½	Xícara (chá)
Sal	1	Colher (sopa)
Iogurte natural	2	Pote (180 g)

Modo de preparo:

1. Em uma panela de pressão, colocar água e cozinhar o frango com a cebola *piqué*.
2. Após cozido, deixar esfriar e desfiar o frango. Reservar.
3. Cozinhar as batatas em rodelas no caldo do frango até que fiquem macias.
4. Em uma travessa, misturar o frango desfiado, a batata cozida, a cenoura ralada, o salsão fatiado e as uvas-passas e temperar com o sal.
5. Retirar o soro do iogurte e misturá-lo aos demais ingredientes.

Quadro de comparação

Preparação	PL (g)	PCoz (g)	ICc (g)	Porção (g)	Tempo de cocção	Tipo de calor	Sugestão de guarnição	Avaliação sensorial
Sobrecoxa assada ao molho de laranja								Aroma – Textura – Sabor –
Frango à passarinho								Aroma – Textura – Sabor –
File de frango ao molho de queijo								Aroma – Textura – Sabor –
Frango xadrez								Aroma – Textura – Sabor –
Salpicão de frango								Aroma – Textura – Sabor –

PL = peso líquido. ICc = índice de cocção. PCoz = peso cozido.

PESCADOS 13

Pescado é o animal aquático obtido de água doce ou salgada, por diferentes processos de captura ou pesca, para fins alimentares.

A parte mais consumida dos pescados é a carne, entretanto outras partes também têm finalidades alimentícias, como: ovas (caviar), carcaça para o preparo de caldos e consomês e fígado para a extração de óleos (p. ex.: óleo de fígado de bacalhau).

Classificação

São classificados em peixes e mariscos (crustáceos e moluscos).

Peixes

Possuem esqueleto cartilaginoso ou ósseo e apresentam guelras. Podem ser classificados segundo sua procedência (água doce ou salgada), teor de gordura (gordo, meio gordo ou magro), pelo tipo de pele (com escamas ou couro), pelo formato do corpo (chato ou roliço). Para fins comerciais, os peixes são classificados de forma diferente em duas categorias, mas isto não representa nenhuma interferência quanto ao valor nutricional:

- **peixes finos:** de água fria, clara e profunda (namorado, garoupa, badejo, robalo);
- **peixes populares:** de água morna, rasa ou capturados em grande quantidade (corvina, pescadinha, cavalinha, sardinha).

Mariscos

Dividem-se em crustáceos (camarão, lagosta e caranguejo) e moluscos (mexilhões e ostras). Deve-se observar cuidadosamente a procedência desse tipo de pescado, pois, quando são retirados de águas poluídas, são causadores potenciais de doenças de origem alimentar.

Propriedades Nutricionais

Aproximam-se das carnes em relação ao valor nutricional, com algumas diferenças. As proteínas dos peixes têm melhor digestibilidade devido à ausência parcial ou total de tecido conjuntivo, e os peixes de água salgada são ricos em iodo. Outro aspecto importante em relação aos pescados marinhos é que aqueles provenientes de águas frias e profundas (salmão, atum) são excelentes fontes de ômega 3.

Aquisição e Armazenamento

Os pescados podem ser comercializados frescos (sem sofrer nenhum processo de conservação, apenas mantidos em gelo), resfriados (entre -0,5 °C e -2 °C) ou congelados (passam pelo processo de congelamento e são mantidos em -18 °C).

Os pescados são altamente perecíveis e sofrem deterioração com grande facilidade. Por esse motivo, a avaliação sensorial é de extrema importância, a fim de garantir a boa qualidade das preparações com esses alimentos.

Os peixes devem apresentar:

- superfície limpa e brilhante;
- carne firme e resistente à pressão dos dedos;
- odor característico;
- olhos salientes, brilhantes e que ocupem toda a órbita;
- guelras avermelhadas, úmidas e brilhantes;
- escamas firmes, brilhantes e bem aderidas à pele;
- ânus fechado.

Ostras e lagostas devem ser adquiridas preferencialmente vivas, assim como siris e caranguejos. Camarões devem ter carne firme e odor e cor característicos.

Uma vez descongelados, os pescados não devem ser recongelados e, sob refrigeração, não devem ultrapassar o período de 24 horas.

Características dos Peixes Mais Consumidos

Peixes de Mar

- **Arraia**: sua carne é semelhante à do cação e não é muito consumida no Brasil.
- **Salmão**: possui carne rosada e é considerado um peixe refinado.
- **Bagre amarelo**: sua carne tem de ser muito bem temperada para agradar ao paladar.
- **Abrótea**: é da família do bacalhau, e seu consumo não é grande em nosso país.
- **Merluza**: muito consumida na forma de filés.
- **Garoupa**: carne leve e pouco gordurosa.
- **Badejo**: pode ser preparado assado inteiro, cortado em postas e frito.
- **Cherne**: preparado em postas.
- **Mero**: tem carne saborosa.
- **Manjuba**: tamanho pequeno, semelhante à sardinha, é preparada frita inteira.

- **Anchova**: boa para assar, apesar de sua carne ser fácil de desmanchar.
- **Pescada**: é um dos peixes mais consumidos no Brasil. Apresenta carne branca, quase sem espinhas e de sabor delicado. Há vários tipos: amarela, branca, grande, média, pequena. Todas podem ser cortadas em filés e ser preparadas de várias formas.
- **Maria-mole**: sabor semelhante ao da pescada.
- **Pargo**: carne magra e branca.
- **Cação**: quando pequeno, chama-se caçonete. Geralmente, é preparado em postas.
- **Atum**: quando fresco, pode ser preparado inteiro ou em postas. É muito utilizado em conserva.
- **Bacalhau**: o verdadeiro não existe no Brasil. Tem carne branca e muito saborosa, que pode ser utilizada em inúmeras preparações.
- **Cavala**: carne muito magra, de baixo valor calórico.
- **Corvina**: geralmente, é preparada assada inteira.
- **Bonito**: pode ser assado ou cozido.
- **Linguado**: é um peixe considerado requintado, geralmente preparado em filés.
- **Namorado**: carne magra, branca e sem espinhas.
- **Tainha**: carne gorda, pode ser assada, grelhada, frita ou cozida.
- **Robalo**: é um peixe considerado requintado, geralmente preparado em filés ou postas.
- **Arenque**: raro no brasil. Tem alto custo e é consumido defumado ou em conserva.
- **Sardinha**: muito popular no Brasil por seu baixo custo. Pode ser frita, assada, grelhada ou, ainda, em conserva.

Peixes de Rio

- **Pirarucu**: possui carne gorda e geralmente é assado.
- **Truta**: peixe raro, por isso tem um alto custo.
- **Curimbatá**: pode ser assado ou frito.
- **Lambari**: preparado frito.
- **Piranha**: tem muitas espinhas miúdas.

- **Dourado**: possui excelente sabor e é preparado assado, inteiro ou em postas.
- **Pacu**: carne gorda sem muitas espinhas.
- **Traíra**: carne com bom sabor, porém com muitas espinhas.
- **Carpa**: consumida principalmente pela colônia europeia, israelita e japonesa.
- **Bagre**: consumido em postas ou assado inteiro.
- **Pintado**: de carne muito saborosa, o pintado na brasa é um prato típico preparado no Brasil.
- **Tilápia**: carne com muita espinha; é consumida frita inteira.

Pré-Preparo e Cocção

O peixe deve ser lavado em água corrente após a evisceração, a retirada das escamas e o corte. Pode ser preparado em filés ou postas, e o tipo de corte varia em função do formato do peixe. Devido à pequena quantidade de tecido conjuntivo, os peixes cozinham rapidamente e não requerem altas temperaturas, podendo se desintegrar com facilidade. A seguir, algumas formas de preparações culinárias com pescados.

Tabela 13.1 Preparações com pescados

Pescado	Preparações
Peixe	Ao molho, à dorê, empanado, frito, grelhado, ensopado, à milanesa, à escabeche, marinado, defumado, *sashimi*
Camarão	Ao molho, alho e óleo, frito, refogado, ao vapor, ao leite de coco, ao molho branco, com arroz
Mexilhão	Com molho vinagrete ou limão, caldo, ensopado, assado, cozido
Ostra	Crua na própria concha com limão, assada, gratinada, caldo
Vôngole	Cozido com molho vinagrete, em molhos para massas, refogado, com arroz
Lula	Cozida, *paella*, com arroz, frita, à milanesa, recheada
Caranguejo	Cozido, patinha à milanesa ou frita, torta, casquinha
Siri	Casquinha, cozido, mariscada

(continua)

Tabela 13.1 Preparações com pescados (continuação)	
Pescado	Preparações
Lagosta	Assada, cozida, frita (sem a casca para saladas e coquetéis)
Polvo	Refogado, frito, ao molho, ensopado, *sashimi*

Fonte: Philippi, 2003.

Protocolo de Aula Prática 15

Tema: Estudo Experimental de Pescados

Objetivos

- Comparar as diferentes formas de pré-preparo e cocção de pescados.
- Identificar o peso das porções utilizadas em Unidades de Alimentação e Nutrição (UAN).

Preparações Propostas

A – Filé de peixe *à doré* com molho tártaro

Ingredientes	Quantidade	Unidade de medida
Filé de merluza	1	Quilo
Sal	1	Colher (sobremesa)
Suco de limão	1	Xícara (café)
Farinha de trigo	350	Grama
Ovo	4	Unidade
Leite	100	Mililitro
Óleo	QS para fritar	
Molho tártaro	QS	
Picles (escorrido)	300	Grama
Maionese	2	Xícara (chá)

QS = quantidade suficiente.

Modo de preparo:

1. Temperar os filés com sal e suco de limão e reservar.
2. Preparar a massa com farinha de trigo, ovos e leite para que fique semilíquida e homogênea.
3. Aquecer o óleo em uma panela.
4. Passar os filés na massa e fritar em óleo quente.

Molho tártaro:

1. Bater no liquidificador o picles com a maionese.
2. Servir os filés acompanhados do molho tártaro.

B – Peixe ao molho de coco

Ingredientes	Quantidade	Unidade de medida
Filé de pescada	500	Grama
Sal	1	Colher (sobremesa)
Suco de limão	1	Xícara (café)
Molho de tomate	150	Mililitro
Leite de coco	150	Mililitro
Salsa picada para decorar	QS	

Modo de preparo:

1. Temperar os filés com sal e suco de limão e reservar.
2. Em um refratário, colocar os filés delicadamente e cobrir com molho de tomate e leite de coco.
3. Levar ao forno para assar.
4. Retirar quando estiverem firmes e cozidos.
5. Decorar com salsa picada.

C – Espeto de cação

Ingredientes	Quantidade	Unidade de medida
Cação em cubos	1	Quilo
Sal	1	Colher (sobremesa)
Suco de limão	1	Xícara (café)
Farinha de trigo	QS para empanar	
Ovo	QS para empanar	
Farinha de rosca	QS para empanar	
Óleo	QS para untar	
Espetos de madeira		

Modo de preparo:

1. Temperar o cação com sal e suco de limão e reservar.
2. Empanar os cubos de cação na farinha de trigo, ovo batido e farinha de rosca.
3. Montar os espetos.
4. Em um refratário untado com óleo, colocar os espetos.
5. Levar ao forno para assar até que fiquem crocantes.

D – Peixe ensopado com manjericão

Ingredientes	Quantidade	Unidade de medida
Cação em cubos	1	Quilo
Sal	1	Colher (sobremesa)
Suco de limão	1	Xícara (café)
Óleo	2	Colher de sopa
Cebola	2	Unidade
Tomate *concassé*	2	Unidade
Manjericão fresco	QS	

Modo de preparo:

1. Temperar o cação com sal e suco de limão e reservar.
2. Dourar a cebola cortada em *brunoise* no óleo.

3. Acrescentar o cação e deixar até dourar.
4. Se necessário, adicionar água.
5. Adicionar o tomate em cubos (*concassé*) e corrigir o sal.
6. Refogar rapidamente, para formar um pouco de caldo, e decorar com folhas de manjericão.

E – Sardinha à escabeche

Ingredientes	Quantidade	Unidade de medida
Sardinha	1,5	Quilo
Sal	1	Colher (sopa)
Cebola	2	Unidade
Tomate	2	Unidade
Azeite	½	Xícara (chá)
Vinagre branco	½	Xícara (chá)

Modo de preparo:

1. Limpar a sardinha e temperar com sal.
2. Em uma panela de pressão, arrumar as sardinhas em camadas alternadas com rodelas de cebola e tomate.
3. Cobrir com a mistura de azeite e vinagre.
4. Cozinhar na panela de pressão por 20 minutos em fogo baixo.
5. Retirar da panela delicadamente para não desmancharem.

Quadro de comparação

Preparação	PL (g)	PCoz (g)	ICc (g)	Porção (g)	Tempo cocção	Tipo de calor	Sugestão de guarnição	Avaliação sensorial
Filé de peixe *à doré* com molho tártaro								Aroma – Textura – Sabor –
Peixe ao molho de coco								Aroma – Textura – Sabor –
Espeto de cação								Aroma – Textura – Sabor –
Peixe ensopado com manjericão								Aroma – Textura – Sabor –
Sardinha escabeche								Aroma – Textura – Sabor –

PL = peso líquido. ICc = índice de cocção. PCoz = peso cozido.

CALDOS, FUNDOS E MOLHOS 14

Caldos e Fundos

Os caldos e fundos são recursos muito utilizados na culinária devido a sua versatilidade e capacidade de agregar sabor e cor às preparações. Além disso, podem contribuir para melhorar o valor nutricional de alguns pratos. Têm origem na cozinha francesa e foram difundidos por todo o mundo, dando origem a outras preparações. São propostas algumas definições, como mostrado a seguir.

- **Caldo**: líquido coado que resulta do cozimento de aves, carne ou peixe na água com legumes e temperos; é a base para muitas sopas, molhos e ensopados.
- **Fundo**: preparação líquida, aromática, sem ligas, mais ou menos concentrada, sem adição de sal, que se obtém fervendo, em água, dois tipos de ingredientes: (1) característica do fundo e (2) guarnição aromática. Os fundos são divididos em:
  - » claros (aves e pescados);
  - » escuros (boi/vitela) – *Found de veau*;
  - » vegetais (vegetais variados e aromáticos);
  - » *glace de viande* (ossos e partes gelatinosas da carne de bovinos);
  - » *fumet* (caracterizado por ter aspeceto escuro resultante da técnica de dourar seus ingredientes em óleo antes do acréscimo de líquidos);

» *fumet de poisson* (*fumet* preparado com aparas de peixes);
» *court bouillon* (caldo básico de carne acrescido de vinagre ou vinho);
» dashi (comum na culinária japonesa, preparado com peixe e algas).

Técnica básica de preparo:

1. Iniciar com o líquido frio (liberação de sucos e nutrientes).
2. Cozinhar em fogo lento.
3. Remover impurezas sempre que necessário.
4. Não adicionar sal. Não tampar, não mexer.
5. Coar, esfriar, identificar e armazenar adequadamente.

Um bom fundo é obtido por meio da combinação de condimentos aromáticos de forma que nenhum supere o sabor do outro.

Outras Bases

- **Gordurosos**: não são classificados como fundos – manteiga clarificada ou manteiga derretida. Uso em molhos emulsionados.
- **Reduzidos**: diminuem seu volume por evaporação e tornam-se mais concentrados. Podem ser essências (dobrar a quantidade de ingredientes ou diminuir pela metade a quantidade de água) ou glacê (com a redução, ficam mais viscosos). Uso em molhos ou como complementos de outros preparados.
- ***Rôti***: não é considerado fundo – os resíduos da cocção de carnes nos recipientes formam uma crosta escura e saborosa, que pode ser acrescida de fundos ou vinhos. Seu uso é imediato.

Ligações

São produtos que conferem densidade a líquidos como fundos, molhos, cremes e sopas. Podem ser obtidas por meio de:

- **Ligas amiláceas**: cereais e derivados ou tubérculos e derivados. O *roux* é um exemplo do uso de liga amilácea.
- **Ligas proteicas de origem animal**: ovos, sangue, manteiga, creme de leite, gelatina.

> ***Roux***
>
> 1 parte de gordura (manteiga) + 1 parte de amido (farinha de trigo)
>
> **Colorações:**
> - branco.
> - amarelo.
> - marrom ou escuro.
> - negro.

Molhos

São preparações líquidas ou cremosas, utilizadas como acompanhamento de diversas preparações, com a função de complementá-las, tornando-as mais úmidas e acentuando seu sabor.

Dependendo de sua finalidade, podem ser quentes ou frios, doces ou salgados, lisos ou com pedaços. São classificados em molhos-mãe (fundo + agente espessante) e molhos compostos ou derivados (molho-mãe + aromatizantes).

Tabela 14.1 Molhos quentes

Fundo	Ligação	Molho-mãe	Ingredientes adicionais	Molho composto
Escuro	*Roux* escuro + vinho branco seco, tinto seco, madeira ou porto	Reduzir em 3/4 Espanhol	Cebolinhas na manteiga, vinho branco, salsa picada	*Bercy*

(continua)

Tabela 14.1 Molhos quentes (continuação)				
Fundo	**Ligação**	**Molho-mãe**	**Ingredientes adicionais**	**Molho composto**
Escuro	*Roux* escuro + vinho branco seco, tinto seco, madeira ou porto		*Brunoise* de cenoura e cebola na manteiga, vinho madeira	Madeira
			Redução ½	Demiglacê
		Demiglacê	Redução ½	*Glacê de viande*
Rôti	Nata			Ferrugem
		Ferrugem	Purê de tomate	Tomate
Claro – ave	*Roux* claro	*Velouté*	Nata	Supremo
Leite	*Roux* claro	Branco	Cebola *piqué,* noz-moscada e pimenta branca	Bechamel
			Curry	*Curry*
			Alho esmagado e gemas	Provençal

Fonte: Teichmann, 2000.

Protocolo de Aula Prática 16

Tema: Estudo Experimental de Caldos, Molhos e Sopas

Objetivos

- Reconhecer os diferentes tipos de caldos básicos, sua forma de preparo e aplicação.
- Identificar diferentes tipos de molhos e ligações.

Preparações Propostas

A – Caldo de carne (*fond de veau*)

Ingredientes	Quantidade	Unidade de medida
Aparas bovinas	1	Quilo
Óleo de soja	30	Mililitro
Mirepoix (50% cebola, 25% cenoura, 25% salsão)	200	Grama
Água fria	2	Litro
Sachê *d'épice* (salsa, louro, pimenta)	1	Unidade

Modo de preparo:

1. Despejar óleo de soja sobre as aparas de carne.
2. Selar a panela e colocar as aparas de carne até tostar.
3. Acrescentar o *mirepoix* e dourar.
4. Adicionar a água e, por último, o sachê *d'épice*.
5. Cozinhar em fogo baixo por 1 hora.

B – Caldo de ave

Ingredientes	Quantidade	Unidade de medida
Óleo de soja	30	Mililitro
Carcaça de frango	2	Unidade
Água fria	2	Litro
Cebola *brulé*	1	Unidade
Bouqué guarni (cheiro-verde, alecrim, manjericão e tomilho)	1	Unidade

Modo de preparo:

1. Em uma panela, aquecer o óleo de soja.
2. Dourar a carcaça de frango.
3. Adicionar a água, a cebola *brulé* e o *bouqué guarni*.
4. Cozinhar em fogo baixo por 1 hora.

C – Caldo de legumes

Ingredientes	Quantidade	Unidade de medida
Óleo de soja	20	Mililitro
Cenoura	1	Unidade
Alho-poró	1	Unidade
Salsão	3	Talo
Água fria	2	Litro
Cebola *piqué*	1	Unidade
Bouqué guarni (salsa e tomilho)	1	Unidade

Modo de preparo:

1. Em uma panela, aquecer o óleo de soja.
2. Dourar a cenoura, o alho-poró e o salsão.
3. Adicionar a água, a cebola *piqué* e o *bouqué guarni*.
4. Cozinhar em fogo baixo por 1 hora.

D – Molho *velouté*

Ingredientes	Quantidade	Unidade de medida
Manteiga sem sal	50	Grama
Farinha de trigo	50	Grama
Caldo de carne	500	Mililitro
Sal refinado	1	Colher (sopa)

Modo de preparo:

1. Preparar o *roux* escuro com a manteiga e a farinha de trigo.
2. Acrescentar o caldo em temperatura ambiente aos poucos, até dissolver o *roux*.
3. Mexer sempre até engrossar.
4. Finalizar com sal.

E – Molho *espagnole* (espanhol)

Ingredientes	Quantidade	Unidade de medida
Caldo de carne	1	Litro
Cogumelo Paris	200	Grama
Purê de tomate	30	Grama
Sal	1	Colher (sobremesa)

Modo de preparo:

1. Aquecer o caldo de carne e acrescentar os cogumelos picados.
2. Adicionar o purê de tomate, misturar bem e adicionar o sal.
3. Deixar ferver em fogo baixo por 15 minutos, retirando a nata constantemente.

F – Molho ao sugo

Ingredientes	Quantidade	Unidade de medida
Cebola *brunoise*	2	Colher (sopa)
Azeite extravirgem	50	Mililitro
Alho picado	2	Dente
Tomate maduro *concassé*	2	Quilo
Água	QS	
Cenoura	1	Unidade
Bouqué guarni	1	Unidade
Sal	1	Colher (sopa)

QS = quantidade suficiente.

Modo de preparo:

1. Dourar a cebola no azeite, acrescentar o alho e refogar levemente.
2. Acrescentar os tomates e refogar em fogo baixo, até que desmanche.
3. Adicionar água suficiente para cobrir a cenoura partida ao meio e o *bouqué guarni*.
4. Deixar cozinhar em fogo baixo por aproximadamente 30 minutos.
5. Acrescentar o sal e deixar cozinhar até que o molho adquira a consistência desejada.

G – Molho bechamel

Ingredientes	Quantidade	Unidade de medida
Manteiga sem sal	100	Grama
Farinha de trigo	100	Grama
Leite integral	1	Litro
Cebola *piqué*	1	Unidade
Sal refinado	1	Colher (sobremesa rasa)
Noz-moscada moída	½	Colher (café)

Modo de preparo:

1. Preparar o *roux* claro com a manteiga e a farinha de trigo.
2. Acrescentar o leite em temperatura ambiente aos poucos, até dissolver o *roux*.
3. Adicionar a cebola *piqué*.
4. Mexer sempre, até engrossar.
5. Finalizar com sal e noz-moscada.

H – Molho holandês (*hollandaise*)

Ingredientes	Quantidade	Unidade de medida
Gema de ovo	3	Unidade
Água quente	50	Mililitro
Manteiga clarificada	180	Grama
Suco de limão	2	Colher (sopa)
Sal	1	Colher (café)
Pimenta branca	QB	

QB = quanto baste.

Modo de preparo:

1. Bater as gemas em água quente até emulsificar, em fogo baixo, por 3 minutos.
2. Adicionar a manteiga clarificada aos poucos, batendo sempre.
3. Acrescentar o suco de limão, o sal e a pimenta branca.

SOPAS

15

São preparações que podem variar entre a consistência líquida e semilíquida e que têm em sua composição um caldo básico. O caldo pode ser mais ou menos concentrado e, após preparado, coado e clarificado, terá a adição de outros ingredientes, como cereais, hortaliças, massas, leguminosas ou carnes, os quais determinarão a característica da sopa.

O uso de ligações e o volume de ingredientes determinam a textura da sopa, tornando-a rala, cremosa ou com pedaços. As sopas podem ser apresentadas quentes ou frias. A aplicação dos ingredientes também determina o predomínio do sabor.

Há diferentes tipos de sopas, e elas são classificadas em:

- **Claras:**
  - » ***Consommés***: caldos ralos e clarificados, frios ou quentes, podem ser aromatizados (vinho) ou engrossados (amido).
- **Ligadas:**
  - » ***Velouté***: consistência aveludada pelo uso de *roux* à base de caldos.
  - » **Purês**: *potages* liquidificados/triturados, de consistência espessa.
  - » **Cremes**: caldo + creme de leite/bechamel.
- **Especiais:**
  - » ***Potages* ou mistas**: sopas completas (caldo, legumes, carnes) que possuem leve cremosidade.
  - » **Típicas**: exemplos: caldo verde, minestrone, *borsch*.

As sopas frias são preparadas com caldos acrescidos de hortaliças que podem ou não conter ligações e são servidas frias (p. ex.: gaspacho).

O valor nutricional das sopas varia em função de sua composição. Elas podem ser utilizadas como entrada ou como único prato da refeição e são um bom recurso para uso de indivíduos com limitações de mastigação, deglutição e absorção.

Protocolo de Aula Prática 17

Tema: Estudo Experimental de Sopas

Objetivo

Reconhecer os diferentes tipos de sopas, bem como sua aplicação em técnica dietética.

Preparações Propostas

A – *Consomé*

Ingredientes	Quantidade	Unidade de medida
Clara de ovo	2	Unidade
Suco de limão	1	Colher (sopa)
Mirepoix (50% cebola, 25% cenoura, 25% salsão)	200	Grama
Caldo de ave	1	Litro
Sal	1	Colher (sopa)

Modo de preparo:

1. Bater as claras até espumar.
2. Acrescentar o suco de limão e o *mirepoix*.
3. Adicionar a mistura ao caldo de ave quente e o sal e levar ao fogo.
4. Mexer com um batedor por aproximadamente 5 minutos.
5. Após formar a crosta, fazer uma perfuração na mesma.
6. Cozinhar em fogo baixo por aproximadamente 1 hora.
7. Passar o caldo pelo *chinois*.

B – *Capeletti in brodo*

Ingredientes	Quantidade	Unidade de medida
Caldo de ave	1	Litro
Capeletti de carne	250	Grama
Mirepoix	150	Grama
Sal refinado	1	Colher (sopa)
Cheiro-verde	QB	

QB = quanto baste.

Modo de preparo:

1. Aquecer o caldo de carne até ferver.
2. Acrescentar a massa de *capeletti* e o *mirepoix* e deixar cozinhar até que fique *al dente*.
3. Adicionar o sal e o cheiro-verde.
4. Servir salpicado de queijo parmesão.

C – Sopa purê – Purê *Saint Germain*

Ingredientes	Quantidade	Unidade de medida
Ervilhas secas	400	Grama
Água	QS	
Bacon	50	Grama
Manteiga	120	Grama
Caldo de carne	1	Litro
Bouqué guarni	1	Unidade
Sal	1	Colher (sobremesa)
Croûtons	300	Grama
Pimenta branca moída	QB	

QS = quantidade suficiente.

Modo de preparo:

1. Deixar as ervilhas em remolho por 2 horas em água fria e, depois, escorrer.
2. Cozinhar as ervilhas em água suficiente para cobrir, até que amoleçam.
3. Bater as ervilhas no liquidificador com a água de cozimento.
4. Em uma panela, dourar o *bacon* cortado em *brunoise* na manteiga.
5. Acrescentar o purê de ervilhas, o caldo de carne e o *buqué guarni*.
6. Aquecer por aproximadamente 10 minutos.
7. Servir a sopa quente acompanhada dos *croûtons*.

D – Sopa *potage* ou mista – Minestrone

Ingredientes	Quantidade	Unidade de medida
Feijão branco seco	150	Grama
Água	QS	
Cenoura	2	Unidade
Batata	3	Unidade

(continua)

Ingredientes	Quantidade	Unidade de medida
Salsão	1	Talo
Alho-poró	1	Unidade
Abobrinha	2	Unidade
Tomate	3	Unidade
Alho	2	Dente
Azeite	2	Colher (sopa)
Caldo de carne	2	Litro
Tomilho	1	Ramo
Salsinha	3	Ramo
Sal	2	Colher (chá)
Pimenta-do-reino	QB	
Macarrão para sopa	50	Grama

Modo de preparo:

1. Deixar o feijão em remolho por aproximadamente 6 horas.
2. Escorrer o feijão e colocá-lo em uma panela grande com 500 ml de água. Tampar e deixar levantar fervura. Abaixar então o fogo e deixar ferver em fogo brando por cerca de 30 minutos.
3. Enquanto isso, descascar as cenouras, as batatas e limpar o salsão.
4. Cortar os pés e as folhas verdes dos alhos-porós e limpar cuidadosamente os brancos.
5. Lavar as abobrinhas.
6. Cortar todos os legumes em rodelas.
7. Cortar os tomates *concassé à brunoise*.
8. Despejar o azeite em uma panela grande e refogar todos os legumes em fogo brando, mexendo regularmente.
9. Acrescentar o alho aos legumes e refogar até dourar.
10. Adicionar o feijão branco cozido, o caldo de carne e, por último, as ervas.
11. Adicionar o sal e a pimenta.
12. Por último, acrescentar o macarrão e deixar cozinhar por mais 5 ou 6 minutos.
13. Retirar o tomilho e a salsinha e despejar a sopa em uma sopeira.

E – Sopa típica – Caldo verde (gastronomia portuguesa)

Ingredientes	Quantidade	Unidade de medida
Batata	2	Unidade
Caldo de galinha	1	Litro
Óleo	1	Colher (sopa)
Sal	1	Colher (sopa)
Linguiça calabresa defumada	1	Unidade
Couve-manteiga	1	Xícara (chá)
Azeite	QS	
Croûtons	300	Grama

Modo de preparo:

1. Na panela de pressão, colocar a batata, o caldo de galinha, o óleo e o sal.
2. Cozinhar por cerca de 10 minutos, começando a contar o tempo depois que a panela iniciar a pressão, até a batata desmanchar.
3. Em seguida, bater tudo no liquidificador.
4. Acrescentar as rodelas de calabresa e ferver.
5. Desligar o fogo e adicionar a couve-manteiga cortada em tiras finas.
6. Na hora de servir, colocar um fio de azeite e *croûtons*.

F – Sopa creme – Creme de mandioquinha

Ingredientes	Quantidade	Unidade de medida
Cebola	1	Unidade
Alho	1	Dente
Azeite	4	Colher (sopa)
Mandioquinha	6	Unidade (média)
Água	1	Litro
Sal	1	Colher (sobremesa)
Leite	200	Mililitro
Cebolinha	2	Talo

Modo de preparo:

1. Em uma panela, refogar a cebola e o alho no azeite.
2. Acrescentar a mandioquinha em rodelas e refogar.
3. Adicionar a água e cozinhar até ficar macia.
4. Liquidificar e retornar à panela.
5. Acrescentar o sal e o leite, cozinhar por aproximadamente 5 minutos.
6. Decorar com cebolinha em rodelas finas.

G – Canja

Ingredientes	Quantidade	Unidade de medida
Óleo	4	Colher (sopa)
Cebola	1	Unidade
Alho	1	Dente
Peito de frango em cubos pequenos	400	Grama
Cenoura em cubos pequenos	2	Unidade
Tomate *concassé* em cubos	2	Unidade
Arroz	½	Xícara (chá)
Batata em cubos pequenos	2	Unidade
Sal	1	Colher (sobremesa)
Salsa picada	QB	

Modo de preparo:

1. Em uma panela, aquecer o óleo e refogar a cebola e o alho.
2. Acrescentar o frango em cubos até dourar.
3. Juntar a cenoura e a água e cozinhar por 10 minutos em panela de pressão.
4. Adicionar o tomate, o arroz e a batata e cozinhar por mais 10 minutos em panela aberta.
5. Acrescentar o sal e finalizar com a salsa.

16 ERVAS E TEMPEROS

Os temperos são classificados em: aromáticos, especiarias e condimentos. Podem ser encontrados de diferentes formas:

- bulbos (p. ex.: alho);
- folhas (p. ex.: salsa, manjericão);
- grãos (p. ex.: pimenta);
- casca (p. ex.: canela);
- raiz (p. ex.: *wasabi*, gengibre).

Podem ser, ainda:

- **Aromáticos**: vegetais, ervas ou plantas – frescos ou desidratados – que podem ser usados tanto com o objetivo de conferir aroma e sabor às preparações quanto para decoração de pratos. Fazem parte deste grupo as ervas (Tabela 16.1), o aipo (salsão), as alcaparras e a pimenta rosa.
- **Sal**: é um componente fundamental nas receitas, pois tem a capacidade de realçar o sabor dos alimentos. Sal grosso é o sal marinho em cristais maiores que o sal de cozinha.
- **Sal e pimenta-do-reino**: combinação muito comum na cozinha; a proporção varia de acordo com o efeito esperado, porém uma proporção bastante utilizada é de 4 partes de sal para 1 de pimenta.

Tabela 16.1 Ervas e seus usos

Erva	Uso
Alecrim	Em carnes (carneiro, suíno, boi/vitela, frango), pães, batatas. Muito utilizado para marinadas e aves assadas
Cebolinha	Da mesma família do alho-poró, alho e cebola. Usada em peixes, ovos, queijos, saladas, sopas cremosas e batatas
Coentro	Usado nas cozinhas asiáticas, mexicana e, principalmente, das regiões Norte e Nordeste; cenouras, saladas e iogurtes. A semente do coentro é usada como componente do *curry* no Oriente Médio e na Índia
Dill (endro)	Erva originária da Rússia e do Mediterrâneo. Muito utilizada com salmão (defumado e marinado). Deve ser utilizada ao final da preparação (exceto em pratos frios)
Erva-doce	Geralmente utilizada em preparações com peixes
Estragão	Apreciado em omeletes, saladas, aves e peixes. É considerada uma erva sofisticada na culinária
Hortelã	Cozinha árabe (tabule), em pepino com iogurte, sopas frias e carneiro. Erva capaz de dar um toque especial na decoração de frutas e sobremesas
Louro	Sopas, caldos, leguminosas, cozidos, molhos (principalmente bechamel). Deve ser usado com moderação devido a seu sabor acentuado e retirado após o preparo e antes de servir
Manjericão	Peixes brancos, vitela, frutos do mar, frango, salada verde, ovos, tomate, pesto e outros molhos para massas. Muito difundido por seu uso na cozinha italiana
Orégano	Carnes grelhadas, frango, molhos de tomate, pizzas, azeites temperados e marinados
Salsa	Ovos, peixes, sopas e saladas
Sálvia	Carnes, risotos, manteiga e massas recheadas. Sua combinação com outras ervas é rara, mas tem bom efeito quando utilizada junto com o alho
Tomilho	Aves e carnes assadas/ensopadas e batatas assadas

Fonte: adaptado de Wright e Treuille, 2008; Kövesi et al., 2008.

ESPECIARIAS

Em geral, são originárias da Ásia e correspondem às partes secas de plantas aromáticas (grãos, cascas, vagens, raízes, folhas).

Tabela 16.2 Especiarias e seus usos

Erva	Uso
Açafrão	Especiaria que dá tom amarelado aos alimentos
Anis estrelado	Pratos orientais, especialmente chineses, carne de suínos, pato, frango, peixes e frutos do mar
Chilli em pó	Cozinha indiana, mexicana, caribenha, frutos do mar
Canela	Pratos do Oriente Médio, sobremesas de frutas e chocolate, bolos, pães, pudim de leite, *curry*
Cardamomo	Pratos do Oriente Médio, cozidos, picles, pastelarias, bolos, pratos com frutas, *curry*
Cominho	Cozinha indiana e mexicana, carne suína, frango, sopas de grãos
Cravo da Índia	Presunto e carne suína, bolos temperados, conservas
Gengibre	Cozinha indiana e oriental, frango, legumes, bolos, biscoitos e preparações com frutas
Mostarda	Carnes, legumes, picles, caldos e molhos
Noz moscada	Molho bechamel, massas recheadas
Páprica	Carnes e aves, principalmente pratos europeus, ovos, legumes e *cream cheese*
Semente de papoula	Pães, bolos, pastelaria, saladas, molhos para carnes e peixes

Fonte: Wright e Treuille, 2008.

Além das especiarias apresentadas na Tabela 16.2, há o Garam Masala, um mix de especiarias muito utilizado na culinária indiana. Consiste em uma mescla de pimenta-do-reino (20 g), cravo-da-Índia (10 g), canela (20 g), cardamono (15 g), sementes de cominho (10 g), louro (10 g), sementes de cominho (5 g), todos torrados e moídos.

Temperos

São ingredientes usados para acentuar o sabor e o aroma dos alimentos. Atualmente, podem ser encontrados prontos, desidratados ou em pastas.

- **Alho**: bulbo formado de vários dentes. Usado em refogados e pode ser encontrado *in natura*, picado ou em pasta com sal.
- **Cebola**: bulbo formado de várias camadas de sabor e odor forte.
- **Vinagre**: há diversos tipos de vinagres (brancos, tintos), que podem variar de acordo com sua procedência (maçã, arroz) e que podem ser encontrados também aromatizados. Faz parte desse grupo o azeite balsâmico.

AÇÚCARES E EDULCORANTES

17

Açúcares

O termo "açúcar" é adotado para carboidratos que apresentem sabor doce, sejam solúveis em água e passíveis de cristalização. O açúcar é encontrado em frutas e vegetais; o mais utilizado no Brasil é o açúcar proveniente da cana-de-açúcar, composto basicamente por sacarose.

Da cana-de-açúcar, é obtido o caldo de cana, que depois é transformado em melado (de coloração escura e textura semelhante ao mel) e na indústria permanece em constante processo de evaporação até que chegue ao ponto de rapadura. Nas refinarias, a rapadura passa por processos de refinamento para obtenção do açúcar bruto após o primeiro refinamento (semelhante ao açúcar mascavo) e em refinamentos posteriores, até chegar ao açúcar cristal e ao branco, denominado açúcar refinado.

Propriedades Funcionais dos Açúcares

O açúcar tem diversas propriedades funcionais nos alimentos. Uma delas é em relação à higroscopia, que resulta em maior maciez da preparação. Além disso, retardam a gelatinização do amido e produzem aroma e cor agradáveis por meio da caramelização. Em massas levedadas, favorecem a fermentação, pois fornecem nutrientes às leveduras (em pequenas quantidades).

Seu uso associado a gemas proporciona emulsificação mais eficiente, conferindo textura leve e aerada a bolos. Atuam como estabilizantes em *marshmallows* e suspiros, entre outras preparações à base de claras em neve, agregando elasticidade e consistência.

Cristalização

O açúcar tem poder edulcorante (de adoçar), e sua solubilidade em água aumenta à medida que ocorre o aumento da temperatura. Quando a sacarose é submetida a temperaturas superiores a 160 °C em calor seco, inicia-se o processo de caramelização. Em soluções saturadas com grande concentração de sacarose, ocorre a cristalização do açúcar, que pode ser retardada pela presença de outros ingredientes (açúcar invertido, ácidos, gorduras, cremor tártaro, xarope de milho, mel) ou facilitada pela presença de outros (nozes, coco ralado etc).

Ponto de Fusão

Temperatura em que o açúcar passa do estado sólido para o estado líquido e pode haver mudança de cor. Exemplo disso é o aquecimento de açúcar refinado (sacarose), que passa a um líquido claro e esbranquiçado a aproximadamente 160 °C. À medida que a temperatura aumenta (em torno de 170 °C), inicia-se o processo de caramelização e, então, o preparo adquire coloração escura.

O controle da temperatura é a chave do ponto de fusão na produção de caldas, e, na ausência de termômetros para aferição das temperaturas, o teste em água fria é de grande utilidade.

Tabela 17.1 Características da calda de açúcar

Ponto	Características
Ponto de fio	Ponto em que, pressionando um pouco de calda entre os dedos, ao afastá-los, se forma um pequeno fio que não se desfaz facilmente. Utilizado em cremes, geleias, doces em pasta
Ponto de bala mole	Ao se pingar um pouco de calda em água fria e pegá-la na ponta dos dedos, fica macia e pode ser moldada com facilidade. Utilizado em balas moles, merengues e caldas mais densas
Ponto de bala dura	Ao se pingar a calda em água fria, forma-se uma bala dura e quebradiça. Utilizada para balas duras e para glacear doces
Ponto de pasta	Ao se mergulhar a colher na calda, formam-se vários filamentos finos quando retirada. É utilizada para a confecção de trabalhos em açúcar, frutas cristalizadas, caramelização de doces e formas
Ponto de caramelo	Ponto em que a calda apresenta coloração castanho-clara, podendo chegar a castanho-escura e praticamente não possui água. Com a adição de água, obtém-se solução de caramelo, que pode ser utilizada em pudins, manjares e flans

Fonte: Botelho, 2009.

Açúcar Invertido

É encontrado na forma de xarope e é usado principalmente na confeitaria para reduzir a cristalização do açúcar. O açúcar invertido resulta da hidrólise do açúcar, alterando a conformação química de sua molécula. Tem maior solubilidade em relação ao açúcar e maior doçura também.

Aplicações em Confeitaria

- ***Marshmallow***: preparado com calda de açúcar a 85% e clara de ovo batida em ponto de neve.
- ***Fondant***: feito à base de calda de açúcar cozido (90% de açúcar) e essências. Recebe adição de agente inversor (cremor tártaro) e é resfriado de forma rápida para promover uma leve cristalização.

- **Marzipã**: preparado com calda de açúcar, pasta de amêndoas e clara de ovo. Por ser de fácil modelagem, é muito utilizado na decoração de bolos e doces.
- **Geleia**: produto à base de açúcar, pectina e polpa de frutas. A quantidade de fruta na preparação depende do tipo de fruta e de seu grau de maturação.

Edulcorantes

A Agência Nacional de Vigilância Sanitária (Anvisa) define edulcorante como uma substância diferente do açúcar, que confere sabor doce aos alimentos. Considerados aditivos intencionais, são utilizados em substituição ao açúcar, especialmente em preparações com redução de calorias ou *diet*. Segundo o *Codex Alimentarius*, são classificados basicamente em relação a sua procedência (naturais e artificiais) e ao valor calórico (calóricos e não calóricos). A Tabela 17.2 apresenta os principais edulcorantes utilizados na alimentação humana.

Tabela 17.2 Edulcorantes e suas características

Edulcorante	Características	Classificação
Acesulfame K	Estável a altas temperaturas, utilizado em bebidas, chocolates, geleias, produtos lácteos, gomas de mascar e panificação. Não apresenta sabor residual	Artificial e não calórico
Aspartame	Não é indicado para fins culinários, pois perde sua capacidade de adoçar quando submetido a altas temperaturas	Artificial e contém calorias (4 kcal/g)
Ciclamato	Indicado para uso culinário, suporta bem temperaturas elevadas. Possui sabor residual	Artificial e não calórico
Sacarina	Indicado para uso culinário, suporta bem temperaturas elevadas. Possui sabor residual	Artificial e não calórico

(continua)

Tabela 17.2 Edulcorantes e suas características (continuação)

Edulcorante	Características	Classificação
Stévia	Pode ser utilizado na culinária e realça o sabor dos alimentos. Possui sabor residual	Natural, extraído da planta *Stevia rebaudiana*, não calórico
Frutose	Não é recomendado seu uso em altas temperaturas, pois perde seu poder de adoçar. Carameliza junto a outros adoçantes	Natural, presente nas frutas e no mel. Contém 4 kcal/g
Manitol	Estável a altas temperaturas. De aplicação industrial, é usado conjuntamente ao sorbitol em bebidas, biscoitos, balas e chocolates	Natural, proveniente de frutas e algas marinhas. Contém calorias: 2,4 kcal/g
Sorbitol	Não adoça quando levado ao fogo. Utilizado associado ao manitol	Natural, extraído das frutas. Contém 4 kcal/g
Xilitol	Utilizado pela indústria alimentícia na produção de alimentos dietéticos e gomas de mascar	Natural. Contém 4 kcal/g
Sucralose	Resiste a altas temperaturas, sem sabor residual e adoça de 600 a 800 vezes mais que o açúcar	Artificial, produzido a partir da molécula de sacarose e não calórico

Protocolo de Aula Prática 18

Tema: Estudo Experimental de Doces e Sobremesas

Objetivos

- Reconhecer as diferentes técnicas de pré-preparo e cocção e preparações doces utilizadas em Unidades de Alimentação e Nutrição (UAN), de acordo com o cliente.

- Identificar os tipos de preparação, o tempo de preparo, o rendimento e o calor empregado.

Preparações Propostas

A – Doce de abóbora com coco

Ingredientes	Quantidade	Unidade de medida
Abóbora em cubos	300	Grama
Água	½	Xícara (chá)
Açúcar	4	Colher (sopa)
Canela em pau	1	Unidade
Coco ralado	4	Colher (sopa)

Modo de preparo:

1. Misturar os ingredientes, exceto o coco ralado, e levar ao fogo com a panela tampada, mexendo de vez em quando até começar a desmanchar.
2. Retirar do fogo e acrescentar o coco ralado.

B – Pavê de abacaxi com coco

Ingredientes	Quantidade	Unidade de medida
Leite condensado	1	Lata
Leite	1	Lata
Gema	2	Unidade
Farinha de trigo	1	Colher (sopa)
Essência de baunilha	1	Colher (chá)
Creme de leite	1	Lata
Abacaxi em caldas	1	Lata
Calda de abacaxi	1 ½	Xícara (chá)

(continua)

Ingredientes	Quantidade	Unidade de medida
Rum	½	Xícara (chá)
Biscoitos champagne	16	Unidade
Coco ralado	200	Gramas
Cereja (para decorar)	QS	

QS = quantidade suficiente.

Modo de preparo:

1. Misturar os cinco primeiros ingredientes e levar ao fogo, mexendo sempre, até engrossar.
2. Retirar do fogo, juntar 3 colheres de sopa de creme de leite e deixar esfriar.
3. Montar o pavê em forma refratária, colocando uma camada de biscoitos umedecidos na mistura de calda e rum, uma de creme, uma bem fina de creme de leite, uma de abacaxi e, por cima, uma de coco ralado.
4. Repetir as camadas nesta ordem até terminar.
5. Decorar com cerejas.

C – Pavê simples de chocolate

Ingredientes	Quantidade	Unidade de medida
Leite condensado	1	Lata
Leite	1	Lata
Gema	2	Unidade
Farinha de trigo	1	Colher (sopa)
Essência de baunilha	1	Colher (chá)
Chocolate em pó	2	Colher (sopa)
Biscoito de leite	1	Pacote

Modo de preparo:

1. Misturar os seis primeiros ingredientes e levar ao fogo, mexendo sempre, até engrossar.

2. Retirar do fogo.
3. Armar o pavê em forma refratária, colocando uma camada de biscoitos umedecidos com leite e uma de creme.
4. Repetir as camadas nesta ordem até terminar.

D – *Tartelle* de doce de leite com maçã – Massa *sablé*

Ingredientes	Quantidade	Unidade de medida
Farinha de trigo	1	Xícara (chá)
Açúcar de confeiteiro	½	Xícara (chá)
Manteiga (temperatura ambiente)	½	Xícara (chá)
Ovo	1	Unidade
Creme de leite	1	Lata
Doce de leite pastoso	1	Lata
Maçãs maduras com casca fatiadas	2	Unidade

Modo de preparo:

1. Misturar delicadamente a farinha com o açúcar e a manteiga, com a ponta dos dedos, até formar uma "farofa".
2. Despejar o ovo e misturar delicadamente de forma a não desenvolver glúten na massa.
3. Reservar para descansar a massa.
4. Abrir a massa com o auxílio de um rolo e colocar em formas de tortas de fundo falso individuais.
5. Fazer pequenos furos com um garfo.
6. Assar em forno a 180 °C até dourar a massa.
7. Misturar o creme de leite com o doce de leite até formar um creme homogêneo.
8. Despejar o creme sobre a massa já assada.
9. Cobrir com fatias de maçã.
10. Leve ao forno médio até dourar as maçãs, retirar e esfriar.

E – Pudim de pão

Ingredientes	Quantidade	Unidade de medida
Pão francês	7	Unidade
Ovo inteiro	4	Unidade
Açúcar	2	Colher (sopa)
Margarina	1	Colher (sopa)
Leite condensado	½	Lata
Leite	2	Copo (de requeijão)
Coco ralado	100	Grama

Modo de preparo:

1. Colocar os pães de remolho com um pouco de água, até ficarem amolecidos.
2. Com as mãos, espremer os pães até obter uma massa.
3. Acrescentar todos os outros ingredientes (menos o coco ralado) e mexer bem.
4. Untar uma forma com óleo de soja, polvilhar farinha de trigo e despejar a massa.
5. Polvilhar com o coco ralado por cima, e levar ao forno a 250 °C por aproximadamente 25 minutos ou até dourar.

F – Cocada mole

Ingredientes	Quantidade	Unidade de medida
Açúcar	1 ½	Xícara (chá)
Água	175	Mililitro
Canela em pau	1	Unidade
Cravo-da-índia	QS	
Coco ralado	1	Unidade
Margarina	1	Colher (chá)
Gema de ovo	6	Unidade

Modo de preparo:

1. Ferver o açúcar com a água, a canela e o cravo, até obter uma calda em ponto de fio grosso.
2. Juntar o coco e deixar ferver por cerca de 10 minutos.
3. Acrescentar a margarina.
4. Deixar esfriar, adicionar as gemas e levar de novo ao fogo brando, mexendo delicadamente por cerca de 10 minutos, até engrossar.

G – Torta de banana com chocolate

Ingredientes	Quantidade	Unidade de medida
Banana nanica madura	3	Unidade
Açúcar	1 ½	Xícara (chá)
Ovo inteiro	1	Unidade
Leite	½	Xícara (chá)
Óleo	¼	Xícara (chá)
Fermento em pó	½	Colher (sopa)
Chocolate em pó	½	Xícara (chá)
Farinha de trigo	1	Xícara (chá)

Modo de preparo:

1. Caramelar uma assadeira redonda com o açúcar e a água.
2. Fatiar as bananas no sentido do comprimento e colocar em cima da calda caramelada.
3. No copo do liquidificador, misturar os ingredientes líquidos e o açúcar, bater um pouco e acrescentar a farinha, o chocolate e o fermento.
4. Despejar sobre as bananas.
5. Levar ao forno para assar em temperatura média por aproximadamente 15 minutos.

H – Suspiros

Ingredientes	Quantidade	Unidade de medida
Clara de ovo (em temperatura ambiente)	3	Unidade
Açúcar de confeiteiro	12	Colher (sopa)
Raspas de limão	QS	
Essência de baunilha	1	Colher (chá)

Modo de preparo:

1. Preaquecer o forno a 120 °C e forrar a assadeira com papel-manteiga.
2. Bater as claras em neve, acrescentando o açúcar aos poucos e, por último, as raspas de limão e a essência de baunilha.
3. Com um saco de confeitar e um bico, fazer pequenos suspiros sobre o papel-manteiga.
4. Levar ao forno por aproximadamente 2 horas.

INFUSÕES 18

As infusões são preparações resultantes da extração de *flavor* (aroma, sabor e cor) de vegetais aromáticos, sendo as mais comuns o café e a erva-mate, que podem ser servidos quentes ou frios. Contêm teor calórico baixo, que se deve à adição de açúcar a estas preparações.

Café

Há diversas espécies e formas de cultivo de café, o que resulta em uma grande variedade. Seus grãos são torrados e moídos para o preparo da infusão, e, neste processo, são formadas substâncias como cafeol e cafeona, responsáveis pelo sabor e pelo aroma do café, sendo muito voláteis. Quando exposto ao contato com o ar, o café perde seu aroma, de 24 horas a 9 dias; ademais, após esse período, seu sabor fica pouco agradável. Entre os tipos de café estão:

- **Café pulverizado**: é o café habitualmente utilizado no Brasil para o preparo com filtro de papel ou máquinas. A principal diferença entre o café preparado em filtro de papel e o preparado em máquinas é a preservação do sabor, já que em máquinas o aroma não se volatiliza. O preparo por decocção (que consiste em cozinhar o pó de café em água fervente) altera o sabor da bebida, visto que há a volatilização das substâncias aromáticas do café.

- **Café instantâneo ou solúvel**: pode ser reconstituído em água ou leite e é de fácil solubilidade.
- **Café descafeinado**: sofre a retirada da cafeína, substância considerada estimulante.
- **Café aromatizado**: tem a adição de aromas, como menta, canela e baunilha, entre outros.

Chá

Pela denominação correta, chá é o produto obtido pelo processamento de partes da planta *Camellia sinensis*. Entretanto, o uso de chás é prática comum no Brasil, com outras ervas aromáticas, como hortelã, capim santo e outros. Dentre os chás obtidos da *Camellia sinensis*, há quatro classificações:

- **Chá verde**: tem suas folhas submetidas ao vapor, enroladas e desidratadas.
- **Chá preto**: as folhas são murchas e fermentadas para então se proceder à desidratação; este processo torna o tanino insolúvel e dá melhor sabor devido à liberação de aromáticos.
- **Oolong**: parcialmente fermentado, considerado um intermediário entre o chá verde e o chá preto.

Para que o sabor do chá seja preservado, é fundamental que ele não seja fervido com a água, e sim que a água fervente seja despejada sobre o chá, e este seja tampado em seguida, para que não haja a volatilização das substâncias aromáticas.

Pode ser servido quente ou gelado, acompanhado de limão, hortelã ou laranja.

Mate

Produto à base de folhas da planta *Ilex paraguaiensis Saint Hilaire*. É muito consumido no sul do Brasil e na América do Sul e tem forma de preparo semelhante à do chá. Há três tipos de mate:

- **mate verde para chimarrão**: consumido no Sul para o preparo do chimarrão, típico da região;
- **mate torrado**: utilizado no preparo de infusão;
- **extrato de mate instantâneo**: similar ao café instantâneo, de fácil dissolução em água ou leite.

Chocolate

Diferentemente das bebidas citadas antes, que necessitam de infusão, o cacau ou o chocolate em pó precisam passar por cocção para hidrólise parcial do amido. Quando o chocolate em pó é acrescido de açúcar, leite em pó, aromatizantes (baunilha, por exemplo), ele passa a ser denominado achocolatado.

Protocolo de Aula Prática 19

Tema: Estudo Experimental de Infusões

Objetivos

- Conhecer e aplicar as técnicas de preparo de infusões.
- Comparar diferentes concentrações para bebidas não alcoólicas.
- Observar a aceitação de diferentes concentrações de infusões.

A – Café torrado e moído – 8% – infusão

Ingredientes	Quantidade	Unidade de medida
Café torrado e moído	80	Grama
Água	1	Litro
Açúcar	50	Grama

Modo de preparo:

1. Colocar o pó de café no filtro de papel.
2. Despejar água quente (sem que esteja fervendo) sobre ele aos poucos, até que toda a água passe pelo coador.
3. Adoçar.

B – Café torrado e moído – 5% – Infusão

Ingredientes	Quantidade	Unidade de medida
Café torrado e moído	50	Grama
Água	1	Litro
Açúcar	50	Grama

Modo de preparo:

1. Colocar o pó de café no filtro de papel.
2. Despejar água quente (sem que esteja fervendo) sobre ele aos poucos, até que toda a água passe pelo coador.
3. Adoçar.

C – Café descafeinado – 8% – Infusão

Ingredientes	Quantidade	Unidade de medida
Café torrado e moído	80	Grama
Água	1	Litro
Açúcar	50	Grama

Modo de preparo:

1. Colocar o pó de café no filtro de papel.
2. Despejar água quente (sem que esteja fervendo) sobre ele aos poucos, até que toda a água passe pelo coador.
3. Adoçar.

D – Café descafeinado – 5% – Infusão

Ingredientes	Quantidade	Unidade de medida
Café torrado e moído	50	Grama
Água	1	Litro
Açúcar	50	Grama

Modo de preparo:

1. Colocar o pó de café no filtro de papel.
2. Despejar água quente (sem que esteja fervendo) sobre ele aos poucos, até que toda a água passe pelo coador.
3. Adoçar.

E – Café solúvel

Ingredientes	Quantidade	Unidade de medida
Café solúvel		
Água	1	Litro
Açúcar	50	Grama

Modo de preparo:

1. Preparar o café de acordo com a diluição indicada no rótulo do produto.
2. Adoçar.

F – Café torrado e moído – 8% – Decocção

Ingredientes	Quantidade	Unidade de medida
Café torrado e moído	80	Grama
Água	1	Litro
Açúcar	50	Grama

Modo de preparo:

1. Levar ao fogo a água até ferver.
2. Acrescentar o pó de café e cozinhar por 2 minutos, sem deixar ferver.
3. Passar pelo filtro de papel.
4. Adoçar.

G – Chá mate

Ingredientes	Quantidade	Unidade de medida
Erva-mate seca	20	Grama
Água	1	Litro
Açúcar	50	Grama

Modo de preparo:

1. Ferver a água e desligar o fogo.
2. Adicionar a erva e abafar.
3. Coar e adoçar.

H – Chá verde

Ingredientes	Quantidade	Unidade de medida
Chá verde	20	Grama
Água	1	Litro
Açúcar	50	Grama

Modo de preparo:

1. Ferver a água e desligar o fogo.
2. Adicionar a erva e abafar.
3. Coar e adoçar.

I – Chá de hortelã

Ingredientes	Quantidade	Unidade de medida
Hortelã – folhas frescas	½	Xícara (chá)
Água	1	Litro
Açúcar	50	Grama

Modo de preparo:

1. Ferver a água e desligar o fogo.
2. Adicionar a hortelã e abafar.
3. Coar e adoçar.

J – Achocolatado

Ingredientes	Quantidade	Unidade de medida
Achocolatado		
Leite integral	1	Litro

Modo de preparo:

Preparar conforme instruções da embalagem.

K – Chocolate quente

Ingredientes	Quantidade	Unidade de medida
Chocolate em pó	75	Grama
Leite integral	1	Litro
Açúcar	50	Grama
Canela em pó	1	Colher (café)

Modo de preparo:

1. Aquecer o leite com o chocolate.
2. Acrescentar o açúcar e a canela.

Quadro de comparação						
Preparação	Porção	Sabor	Aroma	Aparência	Cor	Observações
Café torrado e moído 8%						
Café torrado e moído 5%						
Café descafeinado 8%						
Café descafeinado 5%						
Café solúvel						
Café decocção 8%						
Chá mate						
Chá verde						
Chá de hortelã						
Achocolatado						
Chocolate quente						

Critérios: B = Bom. R = Regular (sabor, aparência e aroma). A = Adequado. I = Inadequado (cor).

ANÁLISE SENSORIAL DE ALIMENTOS 19

CONCEITO

Pode-se definir análise sensorial de alimentos de diversas formas, entretanto, o conceito mais aceito atualmente é o da Associação Brasileira de Normas Técnicas (ABNT, 1993), que afirma:

> análise sensorial é uma disciplina científica usada para evocar, medir, analisar e interpretar reações das características de alimentos e outros materiais da forma como são percebidas pelos sentidos da visão, olfato, gosto, tato e audição.

O termo "análise sensorial" é originário da palavra *sensus*, que significa "sentido", e implica interação dos órgãos dos sentidos para avaliar as características sensoriais e a aceitação dos alimentos.

Utiliza-se a análise sensorial para:

- Medir a aceitação e a preferência do consumidor.
- Selecionar a melhor amostra ou processo.
- Avaliar a qualidade de um produto ou processo.
- Avaliar a seleção da matéria-prima.
- Estudar a estabilidade no armazenamento.
- Desenvolver um novo produto.

Propriedades Sensoriais

Os alimentos afetam os sentidos das mais variadas formas: por aparência, aroma, sabor, temperatura, consistência, estado físico e composição química. Tais fatores influenciam a opinião que se faz de determinado alimento isoladamente, mas também podem atuar de maneira acentuada, pela combinação de dois ou mais fatores.

A apreciação do alimento é amplamente afetada pelas sensações táteis que ele desperta, bem como por seu aspecto, seja ele viscoso, suave, crocante etc.

Ao degustar, o indivíduo ativa sua memória sensorial e espera determinada forma, tamanho e cor para cada tipo de alimento. Qualquer desvio desse padrão interfere no processo de avaliação.

Aparência

É compreendida como um dos quesitos mais marcantes, uma vez que o impacto visual, geralmente atribuído pela cor, exerce grande influência na avaliação global do alimento. Muitas vezes, inclusive, os produtos são prejudicados pela aparência, que pode estar diretamente relacionada com a qualidade.

O atributo cor tem influência, também, pois identifica o alimento, além de informar acerca do grau de maturação ou deterioração; qualquer alteração nesta característica pode prejudicar a avaliação global do produto.

Em síntese, a primeira avaliação do alimento é feita visualmente, ou seja, a partir de sua aparência, cor, forma, tamanho e brilho, como também as demais características da superfície. A observação dessas características constitui o primeiro critério de aprovação do produto.

Odor e Aroma

Na linguagem comum, odor e aroma são confundidos e usados como sinônimos. Portanto, é importante conceituá-los:

- odor é a sensação produzida ao se estimular o sentido do olfato quando certas substâncias voláteis são aspiradas;
- aroma é o odor do alimento que permite a estimulação do sentido do olfato.

O olfato é muito sensível e complexo; a intensidade do odor é maior quando se inspira rapidamente pelas duas narinas.

A temperatura da amostra também está relacionada à intensidade do odor, pela pressão parcial exercida pelas substâncias voláteis, e portanto deve ser adequada.

Em contrapartida, o olfato está sujeito à interferência de muitas variáveis, como, por exemplo, fadiga e adaptação. O odor é indiscutivelmente um dos indicadores de avaliação da qualidade sanitária do alimento e tem influência direta em sua aceitação ou recusa.

Sabor

É o atributo de um material, alimento ou não, estimulado pelos órgãos sensoriais, e que engloba as sensações olfativas, nasais e bucais. Ou seja, o sabor é uma sensação mista, porém unitária, que inclui sensações de gosto (doce, amargo, ácido, salgado), olfativas (frutoso, floral etc.) e bucais (quente, frio, metálico, pungente, dor, entre outras). O estímulo da pimenta, que penetra tanto na boca como no nariz, exemplifica a sensação da dor descrita como uma sensação "quente" ou picante.

Pode-se afirmar que os órgãos do gosto e do olfato são ativados por meios químicos, uma vez que, quando respondem aos estímulos externos, transmitem informações ao cérebro para serem codificadas, enquanto os órgãos da visão e da audição são ativados por meios físicos.

Quando o alimento é ingerido, há um estímulo dos receptores gustativos, localizados nas papilas gustativas da língua, que é o principal órgão de avaliação de sabor.

Existem quatro gostos básicos, percebidos pelas papilas gustativas: *doce*, *ácido* ou *azedo*, *salgado* e *amargo*, considerados tradicionais, e o *umami*, recentemente descoberto.

Umami é uma denominação nascida da língua japonesa. É o gosto da quinta sensação, cujos receptores sensoriais na língua humana foram descobertos recentemente. A percepção de certos aminoácidos, peptídeos ou nucleotídeos, combinados ou não, é mais intensa, e a principal substância responsável por este sabor é o *glutamato de sódio*. Esta substância está presente naturalmente em alimentos, como alga marinha (Kelp), carne, tomate, queijo, sardinha e leite humano e de vaca.

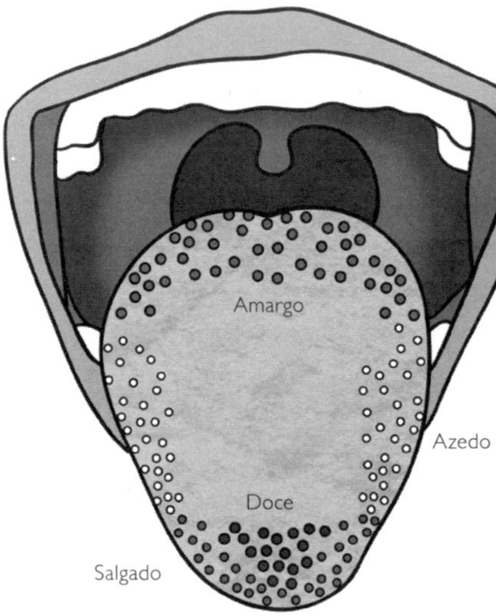

Figura 19.1 Regiões da língua responsáveis pela percepção do gosto.

Alguns autores acrescentam, ainda, os gostos *adstringente*, que descreve a sensação complexa resultante da contração da mucosa da boca, e *metálico*. Para cada gosto, podem ser distinguidos entre vinte e trinta níveis de intensidade.

Textura e Consistência

Textura é um atributo físico, perceptível pelos receptores mecânicos, táteis e, eventualmente, pelos receptores visuais e auditivos. É avaliada pela reação do alimento à pressão para sua deformação (propriedade reológica), além de englobar, ainda, as propriedades estruturais (geométricas e de superfície) e residuais (sensações produzidas na boca) e o som (certos alimentos produzem sons quando mastigados, e esta informação é associada a sua textura).

A consistência é uma característica de avaliação da textura, que pode ser empregada para definir o "corpo" de uma bebida, assim como pode ser identificada por seu aspecto visual. Outra característica da textura é a propriedade residual relacionada com a presença, a liberação e a absorção da gordura ou óleo e da umidade.

Padronização das Condições dos Testes

Não devem participar da análise sensorial indivíduos:

- gripados;
- que estejam relacionados ao desenvolvimento do produto-teste;
- que tenham aversão ao produto-teste.

Local do Teste

Os locais onde se realizam os testes devem contar com as seguintes características:

- Devem ser cabines individuais, com paredes de cor branca ou neutra.
- Devem ser construídos de forma tal que um provador não tenha contato com outro.
- Devem ser silenciosos, de modo a favorecer a concentração do provador.
- Devem ser isentos de odores (exceto os da amostra a ser testada) e separados do ambiente onde as amostras são preparadas.
- Devem ser de fácil acesso.

- **Iluminação:** uniforme e branca; luzes coloridas podem mascarar a cor do produto.
- **Horário do teste:** duas horas antes ou depois das refeições; é recomendável que o fumante não fume uma hora antes do teste.
- **Recipientes:** iguais (mesmo tamanho e forma), isentos de odores e sabores.

Procedimento para o Teste e Instruções para os Provadores

O indivíduo que faz o teste deve lavar a boca entre uma amostra e outra, para eliminar o sabor residual da amostra testada anteriormente. Orienta-se o provador a beber água e comer um pedaço de pão ou um biscoito sem sal, por exemplo; é interessante utilizar pães, bolachas de água e sal, maçã e café entre os testes. As amostras devem ser provadas da esquerda para a direita.

É importante que o método do teste tenha sido explicado. A ficha deve ser clara e incluir instruções para a avaliação; perguntas, terminologia e escalas devem ser bem entendidas pelos provadores. Os provadores devem ser instruídos sobre como a amostra deve ser avaliada (engolir ou não a amostra, cheirar, morder). O tipo de avaliação (diferença, descrição, preferência, aceitação) deve ser bem entendido pelos provadores.

Quando há um teste de odor e outro de sabor, fazer sempre o de odor primeiro.

O avaliador deve conhecer o histórico do produto ou do material. As amostras devem ser representativas ou típicas do produto ou do material a ser testado e ser apresentadas codificadas, com números aleatórios. Todas elas também devem ser preparadas e servidas exatamente com o mesmo procedimento-padrão. Testes preliminares são necessários para determinar a metodologia de preparação das amostras, o tempo de reparação, o tempo de descongelamento, os equipamentos ou os utensílios necessários para o teste. As amostras devem ser servidas no horário em que o produto é geralmente consumido, e deve-se evitar fazer testes antes ou após as refeições.

A ordem de apresentação das amostras deve ser ao acaso. O número de amostras a ser apresentado em cada sessão não deve cansar o provador.

Como forma de agradecimento, deve-se oferecer um brinde ao final de cada sessão.

Codificação das Amostras

É importante não favorecer a identificação da amostra, evitando nomeá-las de modo que possam ser viciosamente associadas em termos de valor pelos provadores. Por exemplo, no caso de amostras chamadas de 1, 2, 3 ou A, B, C, o provador pode associar o número 1 ou a letra A como primeira ou melhor. Em vez disso, um código feito com três dígitos ao acaso pode ser apresentado para cada amostra.

Fichas e questionários devem ser atrativos e simples, sendo um para cada teste. Não se deve usar termos que confundam o provador.

Métodos Sensoriais

Teste Triangular

Mede pequenas diferenças entre duas amostras.

Três amostras são servidas ao mesmo tempo: duas iguais e uma diferente. O provador deve identificar a diferente.

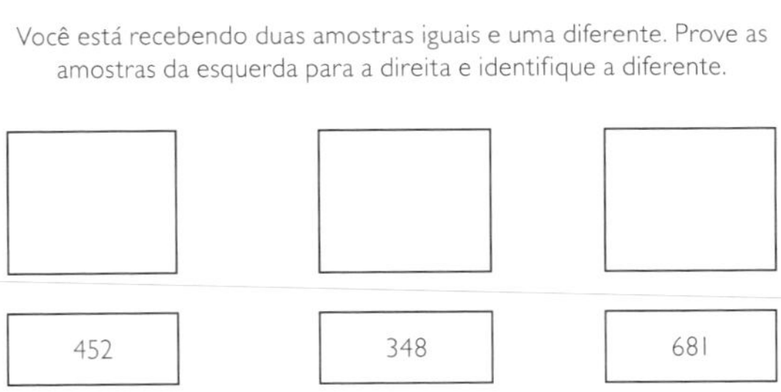

Figura 19.2 Teste triangular.

Teste Duo-Trio

Três amostras são apresentadas ao provador: uma padrão e duas codificadas. Uma das amostras codificadas é igual à padrão, e a outra é diferente.

Então, pede-se ao provador para identificar a amostra igual à padrão.

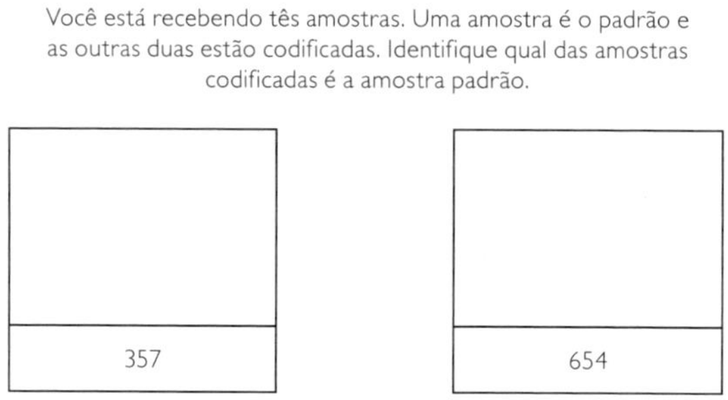

Figura 19.3 Teste Duo-Frio.

Teste de Preferência

Expressa o julgamento do consumidor sobre a qualidade do produto – escolhe-se o melhor produto na opinião do consumidor.

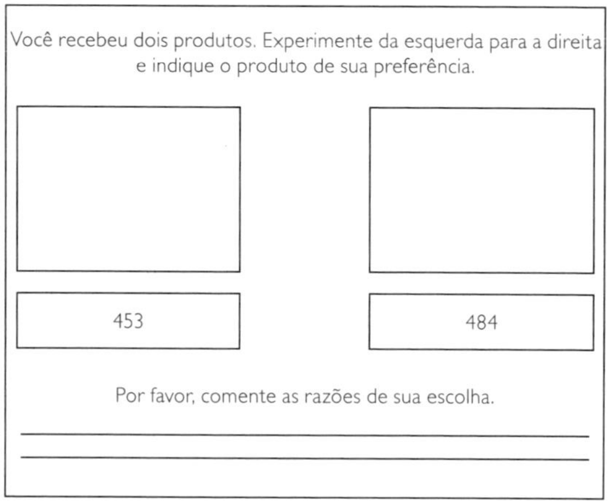

Figura 19.4 Teste de Preferência.

Teste de Aceitação

A palavra "hedônica" se refere aos estados psicológicos conscientes agradáveis e desagradáveis.

Nessa escala, as respostas afetivas, isto é, estados psicológicos de gosto ou desgosto, são medidas por uma escala de pontos. É solicitado ao provador que experimente o produto e assinale uma das opções abaixo:

1. Desgostei muitíssimo.
2. Desgostei muito.
3. Desgostei regularmente.
4. Desgostei ligeiramente.
5. Indiferente.
6. Gostei ligeiramente.
7. Gostei regularmente.
8. Gostei muito.
9. Gostei muitíssimo.

Em seguida, é solicitado a ele que comente a respeito do produto.

Escala hedônica facial

Em lugar dos termos descritivos, são utilizadas "caretas" que expressam a aceitabilidade. Este tipo de escala é usado principalmente para crianças.

Solicita-se que o provador marque a careta que melhor descreve o quanto gostou ou desgostou da amostra.

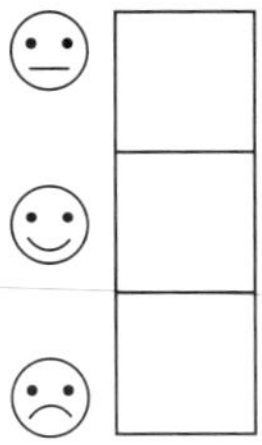

Figura 19.5 Escala hedônica facial.

Questões Propostas

1. Utiliza-se a análise sensorial para:

a) medir a aceitação e preferência do consumidor.
b) selecionar a melhor amostra ou processo.
c) avaliar a qualidade de um produto ou processo.
d) avaliar a seleção da matéria-prima.
e) estudar estabilidade no armazenamento.
f) desenvolver um novo produto.
g) todas as anteriores.

2. Relacione:

(A) Aparência; (O) Odor; (S) Sabor; (C) Consistência

I. ( )É conhecida como um dos quesitos mais marcantes, uma vez que o impacto visual, atribuído geralmente pela cor, exerce grande influência na avaliação global do alimento.
II. ( )É muito sensível e complexo. É, indiscutivelmente, um dos indicadores de avaliação da qualidade sanitária do alimento e tem influência direta em sua aceitação ou recusa. Tem a cavidade nasal como ponto de estímulo sensorial.
III. ( ) Existem quatro gostos básicos, percebidos pelas papilas gustativas: doce, ácido ou azedo, salgado e amargo, considerados tradicionais, e o umami, recentemente descoberto.
IV. ( ) É importante a percepção do atributo cor, pois ele tem influência, também, no grau de maturação, deterioração e identificação do alimento; qualquer alteração dessas características pode prejudicar a avaliação global do produto.
V. ( ) Ao degustar, o indivíduo ativa sua memória sensorial e espera uma determinada forma, tamanho e cor para cada tipo de cada alimento; qualquer desvio do padrão interfere no processo de avaliação.
VI. ( ) A primeira avaliação do alimento é feita visualmente, ou seja, pela aparência, pela cor, pela forma, pelo tamanho e pelo brilho, características da superfície, constituindo o primeiro critério de aprovação do produto.

VII. ( )É o atributo de um material, alimento ou não, estimulado pelos órgãos sensoriais e que engloba as sensações olfativas, nasais e bucais. Ou seja, é uma sensação mista, porém unitária, que inclui sensações de gosto (doce, amargo, ácido, salgado), olfativas (frutoso, floral etc.) e bucais (quente, frio, metálico, pungente, dor e outras).

VIII. ( )É avaliada pela reação do alimento à pressão para sua deformação (propriedade reológica); engloba, também, as propriedades estruturais (geométricas e de superfície), propriedades residuais (sensações produzidas na boca) e o som, ou seja, certos alimentos produzem sons quando mastigados e, assim, associam-se determinados sons à textura.

IX. ( ) O estímulo da pimenta, que penetra tanto na boca como no nariz, exemplifica a sensação da dor descrita como uma sensação "quente" ou picante.

Respostas Comentadas

1. G

Há uma complexa interação dos órgãos dos sentidos para avaliar as características sensoriais e a aceitação dos alimentos.

2.

I. A.
II. O.
III. S.
IV. A.
V. S.
VI. A.
VII. S.
VIII. C.
IX. S.

Os alimentos afetam nossos sentidos das mais variadas formas: pela aparência, pelo aroma, pelo sabor, pela temperatura, pela consistência, pelo estado físico, pela composição química. Tais fatores influem isoladamente ou podem ter sua ação acentuada pela combinação de dois ou mais fatores.

Influem na apreciação do alimento as sensações táteis, o aspecto viscoso, o suave, o crocante, cada um em sua oportunidade e, principalmente, a variedade de sabores e aromas.

ALTERAÇÕES DOS ALIMENTOS 20

Os alimentos sofrem alterações, estragando-se ou deteriorando-se quando não consumidos logo após sua colheita e/ou abate, caso precauções não sejam tomadas visando a sua preservação.

De modo geral, aceita-se que alterações são todas as mudanças que tornam o alimento indesejável ou inadequado a sua ingestão. Dependendo do tipo de alteração que o alimento tenha sofrido, ele pode ou não ser consumido, e esta utilização está condicionada ao tipo e ao grau de alteração.

Quando o produto é parcialmente alterado e as transformações são de pouca intensidade e se limitam a sua superfície, ele pode ser aproveitado como matéria-prima para a fabricação de derivados. Mas no caso de a alteração abranger todo o alimento, sua ingestão é inteiramente proibida.

São exemplos de produtos que sofrem alterações, mas que podem ser aproveitados:

- **Leite acidificado**: para a confecção de produtos de panificação e confeitaria.
- **Leite talhado**: para fazer requeijão.
- **Queijos fora dos padrões exigidos**: para a elaboração de queijos fundidos.
- **Frutas fermentadas**: para obtenção de vinagre.
- **Pão "dormido"**: para a confecção de farinha de rosca ou pudim.

As alterações que os alimentos podem sofrer refletem diretamente sobre suas características sensoriais, composição química, estado físico e valor nutritivo.

As alterações que ocorrem nos alimentos são classificadas em:

- alterações biológicas;
- alterações químicas;
- alterações físicas;
- alterações enzimáticas.

Alterações Biológicas

São aquelas resultantes da ação de organismos vivos que estragam ou decompõem os alimentos logo após a colheita ou o abate, ou durante as fases de processamento e armazenamento. Esses organismos vivos podem ser classificados em:

Micro-Organismos

A maior parte dos alimentos e dos produtos alimentícios é facilmente alterável por micro-organismos, e, dentre todos os tipos de alterações alimentares, esta é a que mais danifica o alimento, transformando de tal modo suas qualidades, que seu consumo se torna, às vezes, inteiramente impróprio.

As alterações por micro-organismos podem conferir ao produto toxinas de alta periculosidade. Os fatores tóxicos provocados por fungos receberam destaque a partir de 1960, com o descobrimento da aflatoxina em leguminosas e cereais, principalmente no amendoim.

Alimentos sujeitos a processos de subdivisão (moídos, triturados, picados), submetidos a repetidos contatos manuais e aqueles preparados com vários ingredientes (pastéis, bolinhos, empadas, doces com recheios, principalmente à base de creme) são alimentos que, por sua própria constituição, são mais vulneráveis às contaminações.

De maneira geral, os micro-organismos que podem causar alterações em alimentos são os fungos ou bolores, bactérias e leveduras. As alterações que eles ocasionam são:

- **Fermentação**: decomposição de hidratos de carbono pela ação de micro-organismos, com o desprendimento ou não de gases (embora nunca de mau cheiro), formando produtos mais ou menos deteriorados, porém não tóxicos.
- **Putrefação**: decomposição anaeróbica de substâncias nitrogenadas, com desprendimento de gases de mau cheiro, dando formação a produtos deteriorados e muitas vezes com produção de toxinas.
- **Alterações de aparência**: consistem no desenvolvimento de micro-organismos sobre os alimentos, sem aparentemente causar outra alteração específica, mas alterando-os sob o ponto de vista sensorial, modificando-os em sua aparência e, consequentemente, tornando-os refutáveis para o consumo humano.

Insetos e Roedores

Moscas, baratas, ratos e camundongos alteram os alimentos de duas maneiras: consumindo-os no todo ou em parte; e disseminando doenças. Exemplos: leishmaniose, peste bubônica, leptospirose, febre hemorrágica, sarna etc.

Alterações Químicas

São alterações produzidas por reações químicas catalisadas ou não por enzimas.

Durante o processamento ou o armazenamento de diversos alimentos, podem ocorrer reações que independem da ação de enzimas. Exemplo deste tipo de alteração, pode-se citar a *rancidez oxidativa*, que é a alteração da gordura por oxidação, ligada à presença de ácidos graxos insaturados. À medida que as duplas ligações aumentam, mais curto é o tempo de conservação das gorduras.

A hidrogenação é uma forma de reduzir a rancidez das gorduras, por atuar sobre os ácidos graxos insaturados; o hidrogênio se posiciona na dupla ligação, que é rompida durante o processo.

Outros tipos de alteração não enzimática são: escurecimento não enzimático (reação de Maillard); oxidação do ácido ascórbico; e caramelização.

A reação de Maillard se caracteriza pela junção do grupo carbonila dos açúcares redutores com o grupo amínico das proteínas. Esta reação abrange uma série de segmentos nos quais ocorrem combinações, rearranjos e fragmentação de moléculas que dão como produto final as melanoidinas. As modificações decorrentes da reação de Maillard reduzem a solubilidade e o valor nutritivo das proteínas e aminoácidos, como, por exemplo, a lisina, que possui o grupo amínico, que não está preso na ligação peptídica da proteína.

Alterações Enzimáticas

Os tipos de alterações que as enzimas causam aos alimentos estão mais ligados às mudanças sensoriais do que a sua total decomposição, com destaque para alteração da cor, do sabor e da textura do produto. Por exemplo, por meio de ação de proteinases, determinados produtos apresentam sabor amargo em decorrência da hidrólise de proteínas e peptídeos presentes nos alimentos; por meio da atividade de enzimas pectolíticas (poligalacturonase) ocorre o amolecimento de frutas e vegetais; em sucos de frutas cítricas, a presença de enzimas pode produzir a precipitação do líquido.

Há, ainda, os alimentos lipídicos, que são alterados por meio da hidrólise da gordura, dando origem ao ranço.

Ranço Hidrolítico

A lipase, enzima existente no alimento ou elaborada por micro-organismos, atua sobre vários alimentos (queijos, carnes), principalmente sobre a manteiga ou gordura do leite. A lipase atua sobre os ácidos graxos, que, durante sua hidrólise, liberam compostos voláteis com odor rançoso.

Escurecimento Enzimático

Deve-se à oxidação, que transforma compostos derivados do catecol em quinonas, as quais sofrem uma polimerização, dando origem a polímeros de cor parda (melanoidinas). A enzima responsável por esse escurecimento é a polifenoloxidase, que atua sobre os grupos fenólicos (taninos e tirosina), produzindo as quinonas. São exemplos de alimentos suscetíveis a esse tipo de alteração: maçã, pera, pêssego e batata.

Alterações Físicas

Nesta categoria, incluem-se as danificações mecânicas que os alimentos podem sofrer, como: quebra, amassamento, cortes etc. Incluem-se também a exposição ao ar, à luz e à temperatura, os quais podem ocasionar alterações em certas características dos alimentos, como sua cor, seu sabor e sua aparência.

São exemplos dessas alterações:

- **por temperatura**: o creme do sorvete que se precipita pela formação de inúmeros cristais de lactose;
- **pela luz**: certos alimentos, quando expostos à luz solar, adquirem sabores desagradáveis, como o leite, que, além de ficar com gosto de sebo, perde grande parte de seu teor de riboflavina.

Classificação dos Alimentos Segundo sua Resistência às Alterações

Qualquer que seja a origem e o estado do alimento, ele está sempre sujeito a processos de alterações. No entanto, os alimentos diferem entre si quanto à maior ou menor suscetibilidade que apresentam a determinadas alterações e, portanto, apresentam diferentes graus de capacidade de conservação. Essa diferença é devida a vários fatores, mas o principal deles é a porcentagem de água existente no alimento.

De acordo com sua resistência em relação às alterações causadas por micro-organismos, os alimentos podem ser divididos em três grandes grupos: perecíveis; semiperecíveis; e não perecíveis ou estáveis.

Perecíveis

São aqueles que contêm, normalmente, elevado teor de água, constituindo um grupo que se altera rapidamente. Este grupo abrange muitos daqueles alimentos de consumo diário, como carnes, pescados, ovos, leite, certas frutas e hortaliças. As frutas deste grupo são aquelas suculentas e moles; e as hortaliças são as de folhas e alguns brotos novos.

Semiperecíveis

Neste grupo, os alimentos se conservam mais do que os do grupo de perecíveis, mas por tempo limitado. A limitação do tempo, sem que haja alteração, depende parcialmente dos cuidados de manipulação e de armazenamento do produto. Neste grupo, encontram-se principalmente as frutas e hortaliças que não se enquadram no grupo dos perecíveis, como, por exemplo, batata, nabo e algumas variedades de maçãs. Esses alimentos são menos suculentos, e, embora tenham bastante água, esta é firmemente retida no interior deles pelo tecido envoltório de proteção (casca), o qual, se rompido, por qualquer meio, os torna tão vulneráveis quanto os do primeiro grupo.

Não Perecíveis ou Estáveis

Os alimentos pertencentes a este grupo são aqueles que apresentam grande resistência ao ataque de micro-organismos, por possuírem teor de umidade baixo. Seu tempo de conservação é quase indefinido sob temperatura ambiente. Os alimentos deste grupo só podem sofrer alterações por meio de processos inadequados de manipulação. Dentre os alimentos pertencentes a este grupo, citam-se: açúcares, farinhas, leguminosas secas (lentilhas, ervilhas), cereais, feijões etc.

Tabela 20.1 Dias de conservação de acordo com o alimento e a temperatura

Alimentos	0 °C	22 °C	37 °C
Carnes vermelhas	6 a 10	1	< 1
Pescados	2 a 7	1	< 1
Aves	5 a 18	1	< 1
Hortaliças folhosas	3 a 20	1	< 1
Frutas	2 a 180	1 a 20	1 a 3
Raízes/ tubérculos	90 a 300	7 a 50	2 a 20
Cereais	1.000	350	100

Fraudes em Alimentos

O controle de qualidade de cada empresa é fundamental para estabelecer, de acordo com as legislações, os padrões que os alimentos devem atingir durante o processo de fabricação. Quando se encontram alimentos alterados, adulterados ou fraudulentos, exige-se do responsável uma contraprova para uma análise total e apuração da causa da ocorrência.

Alimento fraudado é aquele que é adquirido com suas características sanitário-estruturais alteradas, assim como o preço e o peso do produto comercializado.

Tipos de Fraudes em Alimentos

- **Alimento alterado**: é aquele que, por causa natural, de caráter físico, químico ou biológico, derivado de tratamento tecnológico, isolado ou combinado, sofreu deterioração em suas características organolépticas, em sua composição intrínseca ou em seu valor nutritivo.
- **Alimento combinado**: apresenta agentes microbiológicos, parasitas, substâncias químicas e tóxicas acima do permitido.
- **Alimento adulterado**: é o que foi privado, de alguma forma, parcial ou totalmente, de seus elementos úteis ou característicos, os quais tenham sido ou não substituídos por outros inerentes ou estranhos; alimento que foi acrescido de aditivos não autorizados ou submetidos a tratamentos de qualquer natureza para dissimular ou ocultar alterações, qualidade deficiente das matérias-primas ou defeitos de fabricação.
- **Alimento falsificado**: é o alimento cuja aparência e/ou características gerais, bem como a denominação, são de um produto legítimo, protegido ou não por marca registrada, mas que de fato não o é, nem procede de seus verdadeiros fabricantes, zona de produção conhecida e/ou declarada.
- **Fraude por sofisticação**: é uma variante da falsificação, na qual um dos recursos empregados por falsificadores é o aproveitamento de rótulos, etiquetas, garrafas, latas e outros tipos de embalagens, geralmente de origem estrangeira, para serem utilizados nos produtos falsificados.

Questões Propostas

1. Os alimentos são classificados em três grandes grupos quanto ao teor de água, o que os torna mais ou menos resistentes a alterações. Dessa forma, é importante conhecer a atividade de água dos alimentos para:

a) facilitar o crescimento microbiano.
b) promover as reações enzimáticas.
c) conservar melhor os alimentos.

2. Suponha que você está treinando um auxiliar de cozinha acerca da guarda dos alimentos. Para tanto, deve ensiná-lo a classificar os alimentos segundo sua resistência às alterações. Segundo seus conhecimentos, classifique os alimentos limão, meio melão, pera, mandioca, rúcula, lentilha, camarão fresco, leite pasteurizado, açúcar, pimenta-do-reino em pó, cará em:
I. perecíveis.
II. semiperecíveis.
III. não perecíveis.

3. Dentre as causas das alterações biológicas que provocam modificações que tornam o alimento impróprio ao consumo, destacam-se:
a) animais do pasto, água e micro-organismos.
b) micro-organismos, insetos e roedores.
c) carrapatos, larvas e moscas.
d) micro-organismos, poeira, ratos.

4. Os alimentos se alteram com grande facilidade se não forem submetidos a algum processo de conservação. As enzimas são responsáveis por muitas reações, mas também há as alterações não enzimáticas, como, por exemplo:
a) escurecimento não enzimático ou reação de Maillard, peroxidação, liofilização.
b) oxidação do ácido ascórbico, reação de Maillard e caramelização.
c) putrefação, reação de Maillard e caramelização.
d) caramelização, oxidação do ácido ascórbico, putrefação.

5. As alterações biológicas por meio de micro-organismos são diversas e utilizam substrato contido no alimento como fonte de energia. No caso da fermentação e putrefação, a fonte de energia, respectivamente, é:

a) lipídios e proteínas.
b) proteínas e vitaminas.
c) carboidratos e proteínas.
d) carboidratos e lipídios.

6. Identifique os tipos de fraudes em alimentos:
A – Sofisticação; B – Adulteração; C – Falsificação; D – Alteração

I. ( ) Visa a enganar o consumidor trocando a qualidade do alimento por uma inferior.
II. ( ) Não há interferência direta do homem.
III. ( ) Produtos com rótulos trocados alterando a procedência.
IV. ( ) Quando se faz uma pesagem de alimento colocando-se peso a menos do que o indicado.

7. A fraude, considerada uma variante da falsificação, na qual se aproveitam rótulos e embalagens de produtos é chamada de: ____________.

Respostas Comentadas

1. C

A água é um meio que facilita o crescimento dos micro-organismos, fato indesejável, pois provoca alterações que tornam o alimento impróprio ao consumo, assim como as reações químicas ou enzimáticas, que também ocorrem no meio aquoso. Portanto, conhecer o teor de água de um alimento é importante para aplicar métodos adequados que visem a conservá-lo melhor.

2.

I. Perecíveis: meio melão, camarão fresco, leite pasteurizado.
II. Semiperecíveis: limão, pera, rúcula.
III. Não perecíveis: mandioca, lentilha, açúcar, pimenta-do-reino em pó, cará.

O teor de água classifica os alimentos em três grandes grupos. É fundamental, portanto, que o funcionário auxiliar de cozinha conheça a perecibilidade dos alimentos para poder guardá-los em temperatura correta, o que permite a preservação das características sensoriais e nutritivas, bem como maior validade, além de limitar o desenvolvimento microbiano.

3. B

Os micro-organismos, assim como os insetos e roedores, ao entrarem em contato com os alimentos, causam reações indesejáveis que decompõem os alimentos logo após a colheita ou o abate, ou durante as fases de processamento e de armazenamento, tornando o alimento impróprio para consumo.

4. B

As enzimas podem causar diversas reações que promovem escurecimento no alimento. Dentre os tipos de alterações não enzimáticas, há o escurecimento não enzimático ou reação de Maillard, a oxidação do ácido ascórbico e a caramelização, que modificam também a cor do alimento, mas devido a reações dos componentes do alimento com o ambiente, sem a interferência das enzimas.

5. C

As alterações biológicas por meio de micro-organismos são diversas e utilizam substrato contido no alimento como fonte de energia. A fermentação utiliza o carboidrato, e a putrefação, as proteínas ou bases nitrogenadas, conseguindo a fonte de energia necessária para a reação acontecer e alterar o alimento.

6. I – C; II – D; III – A; IV – B

Os tipos de fraudes em alimentos se dividem em quatro (alteração, adulteração, sofisticação e falsificação) e visam a enganar o consumidor.

7. Sofisticação

Atualmente, a fiscalização é mais acirrada, e pouco se fala, nos grandes centros, sobre a sofisticação. Todavia, ainda há alguns locais de menor fiscalização e pouco esclarecimento à população, devendo-se tomar cuidado, pois é possível deparar com produtos tóxicos embalados em recipientes estrangeiros somente para valorizar o produto.

MÉTODOS DE CONSERVAÇÃO DOS ALIMENTOS

21

A preservação e a conservação de alimentos são processos independentes, mas complementares, que permitem a continuidade necessária para que os alimentos e os produtos alimentícios permaneçam inalterados em suas características sensoriais e nutritivas e apresentem condições higiênicas capazes de assegurar seu consumo.

A preservação de alimentos, em seu estado de matéria-prima ou de produto, tem por objetivo manter, durante o maior tempo possível, as qualidades sanitárias do alimento, bem como os efeitos obtidos pelo tratamento utilizado, no caso de produtos.

A preservação se faz por meio de normas higiênicas, as quais devem proteger o alimento *in natura*, em todas as suas etapas, desde a colheita até sua ingestão. Portanto, a adoção de medidas preventivas é fundamental e deve estar ligada a:

- **Higiene**: impedimento e eliminação de focos tóxicos.
- **Agentes físicos e químicos**: promoção de vácuo, adição de aditivos, uso de gases inertes, aplicação de inseticidas, fungicidas e bactericidas.
- **Embalagens**: emprego adequado de embalagens rígidas, semirrígidas e flexíveis.
- **Armazenamento**: condições ambientais convenientes.
- **Macroelementos**: combate aos insetos e animais predatórios.

A conservação de alimentos tem como foco principal a proteção contra a ação de micro-organismos, a manutenção das características sensoriais e de seus constituintes químicos e de seus valores nutritivos.

Para que a conservação de alimentos aconteça, além de minimizar as condições que favorecem o crescimento microbiano, também é preciso inativar ou destruir os micro-organismos.

Por isso, os métodos e processos de conservação se apoiam não só na redução parcial ou total da ação dos elementos alterantes, mas também na modificação ou eliminação de uma ou mais das condições que favoreçam seu crescimento, tornando o substrato um meio inadequado ao micro-organismo.

Há casos em que um método de conservação é suficiente para aumentar a vida de prateleira do produto, mas em outros é preciso o emprego de mais de um método.

Objetivos dos Processos de Preservação e de Conservação

Sob o ponto de vista tecnológico, o aumento do prazo de vida útil dos produtos ou da validade, com as características adequadas e o valor nutritivo do alimento, são os principais objetivos dos processos de preservação e conservação.

Métodos Gerais de Conservação

A preservação e a conservação dos alimentos estão envolvidas em todas as fases que precedem seu consumo, para garantir as condições adequadas do alimento de forma que este chegue ao consumidor seguro sob o ponto de vista higiênico sanitário, nutritivo e atrativo.

Uso do Calor

Pasteurização

O objetivo da pasteurização é eliminar totalmente a flora microbiana patogênica existente na forma vegetativa. A pasteurização é um processo térmico criado por Pasteur em 1864, que destrói parte, mas não todas as células vegetativas dos micro-organismos presentes no alimento e, consequentemente, é utilizada para alimentos que são posteriormente armazenados em condições que minimizem o crescimento microbiano.

O processo de pasteurização é adotado quando tratamentos mais rigorosos podem afetar as propriedades organolépticas e nutritivas do alimento. É utilizado para destruir micro-organismos patogênicos (do leite, por exemplo) ou deterioradores de baixa resistência ao calor (como em sucos).

A pasteurização deve ser empregada em conjunto com outros métodos de preservação, tais como:

- refrigeração (para inibir crescimento dos micro-organismos sobreviventes);
- aditivos químicos (ácidos próprios ou adicionados, que mantêm o pH do alimento em níveis baixos);
- embalagens herméticas (para evitar recontaminação).

Tipos de pasteurização

Em relação ao binômio tempo-temperatura, a pasteurização é feita por dois tipos: processo LTLT (*low temperature long time*): 63 °C/30 minutos; e processo HTST (*high temperature short time*): 72 °C/15 segundos.

O processo HTST possui mais vantagens em relação ao processo LTLT, como um resultado do efeito da temperatura sobre a destruição bacteriana, quando comparado aos efeitos sobre as reações químicas. Por exemplo, um aumento de 10 °C produz um aumento de dez vezes mais destruição bacteriana, enquanto essa mesma elevação de temperatura aumenta em apenas duas vezes a velocidade da maioria das reações químicas.

A pasteurização lenta (LTLT) é um processo descontínuo e, consequentemente, oneroso, porque requer mão de obra elevada e difíceis condições de processamento. É realizada em tanques de parede dupla ou encamisados, com motor ao lado. Entre as duas paredes, circula água quente para atingir a temperatura de 63 °C no produto, e depois ocorre o resfriamento pela circulação de água fria.

Na pasteurização rápida (HTST), utiliza-se o trocador de calor ou pasteurizador. O alimento aquece e resfria em um processo contínuo sem manipulação.

Esterilização

O objetivo da esterilização é destruir a flora microbiana presente nos alimentos e eliminar os agentes nocivos à saúde (patogênicos).

A esterilização visa à destruição das floras normal e patogênica presentes nos alimentos, com a finalidade de prevenir sua deterioração e eliminar agentes nocivos à saúde.

O processo de esterilização, entretanto, não produz no alimento a eliminação absoluta dos micro-organismos – a destruição é de 99,99% – e, por isso, denomina-se "esterilização comercial". Não se atinge a temperatura que tornaria o alimento completamente estéril. Se isso ocorresse, o alimento tratado não se tornaria interessante para o consumo do ponto de vista nutricional e sensorial.

A temperatura de esterilização é aquela suficiente para conseguir a morte térmica dos micro-organismos, e, por convenção, essa temperatura é determinada ao se destruir o *Clostridium botulinum* em sua forma vegetativa e esporulada. A temperatura exigida para eliminar os esporos desta bactéria é considerada o mínimo térmico exigido para a eficácia do tratamento.

Há uma relação direta entre o pH do alimento e a temperatura a ser aplicada durante o processamento.

- **Aquecimento em torno de 100 °C (pH < 4,5)**: a acidez do meio não favorece o crescimento dos micro-organismos e seus esporos; estes, se eventualmente resistirem ao aquecimento, não terão condições de se desenvolver. Devem ser aquecidos em recipientes já hermeticamente fechados, e este tratamento é comumente chamado de esterilização em banho-maria, sendo aplicado às conservas de frutas em geral.
- **Aquecimento a mais de 100 °C (pH > 4,5)**: temperaturas mais elevadas são necessárias para destruir os esporos das bactérias em alimentos pouco ácidos. Isto porque são extremamente resistentes nestes valores de pH e necessitam ser aquecidos por um tempo demasiadamente mais longo se for utilizada temperatura em torno de 100 °C.

Temperaturas acima de 100 °C podem ser obtidas por meio de vapor sob pressão em autoclaves ou retortas. O processo de esterilização dos alimentos é feito por meio da apertização, ou seja, é o aquecimento do produto já elaborado, envasado em latas, vidros ou plásticos autoclaváveis e isentos de ar.

Modificações organolépticas e nutritivas originadas pela apertização

A aplicação de calor suficiente para a destruição dos micro-organismos ou inativação das enzimas provoca mudanças indesejáveis no alimento, como, por exemplo, alterações de cor, sabor, textura e valor nutritivo.

A cor pode sofrer alteração não só pela modificação estrutural de certas substâncias, como também pelo aparecimento de substâncias coloridas, como nas reações de caramelização e Maillard. O sabor, o aroma e a textura são comumente alterados no processamento térmico de produtos apertizados. As proteínas podem ser desnaturadas, e os carboidratos podem participar de reações de escurecimento. As vitaminas são os nutrientes mais sensíveis, e os alimentos enlatados, devidamente processados, são os que menos as perdem. A tiamina

(B1) é lábil ao calor, e sua perda na apertização pode ser substancial, principalmente nos alimentos de baixa acidez. A riboflavina (B2) é estável ao calor, porém é sensível à luz e, por isso, apresenta problemas em embalagens de vidro.

O ácido ascórbico é destruído por aquecimento a baixas temperaturas com longo tempo. Sua destruição é acelerada com o oxigênio e íons cobre.

A vitamina A é relativamente estável ao calor, embora seu aquecimento na presença de oxigênio cause perdas apreciáveis. Na ausência de ar, o tratamento a 116 °C tem pouco efeito sobre a vitamina A.

O tratamento UHT é um processo térmico para preservar o leite líquido. UHT significa *Ultra High Temperature* (temperatura extremamente alta). Os micro-organismos são eliminados pelo aquecimento de 137 a 140 °C por um período curto (2 a 10 segundos). Se o leite for envasado sob condições assépticas, ele pode ser armazenado em temperatura ambiente por meses.

Branqueamento

O branqueamento é um processo térmico aplicado para inativar enzimas de frutas e hortaliças.

O branqueamento é frequentemente utilizado antes de:

- congelamento e estocagem (-18 °C);
- processo de desidratação;
- processo de esterilização.

Outros efeitos também podem ser alcançados com o branqueamento, como o de reduzir a carga microbiana inicial do produto, amolecimento de tecidos vegetais, facilitando envase, e remoção de ar dos espaços intercelulares, auxiliando, assim, na etapa de exaustão (retirada do ar do produto e do espaço livre das embalagens, antes do fechamento).

A técnica de branqueamento consiste em provocar um choque térmico nos alimentos, ou seja, os alimentos saem da água fervente para a água gelada. Essa mudança na temperatura da água preserva os nutrientes, ativa a cor e evita o desperdício dos alimentos, podendo ser realizada por meio de vapor d'água ou imersão em água quente e fria em seguida.

Uso do Frio

Na história da conservação de alimentos, a baixa temperatura é um dos procedimentos mais primitivos, no qual a conservação se realiza por extração de calor. A conservação pelo frio apresenta como princípio a inativação de micro-organismos, visto que cada micro-organismo possui uma temperatura ótima de crescimento e uma temperatura mínima, abaixo da qual não pode se multiplicar.

À medida que a temperatura vai decrescendo, o ritmo de crescimento também diminui. Uma diminuição de 10 °C pode deter o crescimento de alguns micro-organismos e retardar o de outros. Para cada 10 °C de abaixamento de temperatura, estima-se que a velocidade das reações seja diminuída, no mínimo, pela metade.

A conservação de alimentos pelo frio pode ser feita por resfriamento seguido de armazenamento refrigerado e por congelamento seguido de armazenamento congelado.

Portanto, como método de preservação de alimentos, o uso do frio é de grande importância, pois retarda as reações químicas e enzimáticas, diminui o ritmo de crescimento dos micro-organismos e a velocidade das reações em geral e pode, inclusive, matar uma certa porcentagem, em temperaturas de congelamento (< -10 °C), que normalmente paralisam o crescimento dos micro-organismos sobreviventes.

É importante que alguns princípios fundamentais sejam obedecidos na aplicação dos processos:

- o alimento deve ser sadio, pois o frio não confere qualidade ao alimento;
- a aplicação do frio deve ser feita o mais breve possível após a colheita ou o preparo dos alimentos;

- a refrigeração é geralmente empregada para conservação de alimentos a curto prazo, e o congelamento, a longo prazo.

Refrigeração

O armazenamento por refrigeração utiliza temperaturas entre -1 °C e 10 °C, nas quais se consegue retardar as atividades microbianas e enzimáticas.

O abaixamento da temperatura da matéria-prima deve ser feito imediatamente após a colheita do vegetal ou a morte do animal. A temperatura utilizada na refrigeração tem importância na conservação do produto. Assim, a 5 °C, temperatura comum de refrigeração, um produto pode ser conservado por cinco dias, ao passo que, a 15 °C, pode deteriorar em um dia.

Alguns fatores devem ser considerados no armazenamento por refrigeração, como se verá adiante.

Temperatura

Dependendo do tipo de produto, mesmo variedades diferentes terão temperaturas de armazenamento diferentes.

Umidade relativa

A umidade relativa baixa promove perda de umidade do alimento, favorecendo a desidratação. Por sua vez, a umidade relativa alta facilita o crescimento microbiano. Alguns exemplos da umidade relativa ótima de cada alimento podem ser verificados na Tabela 21.1.

Tabela 21.1 Refrigeração de alguns produtos alimentícios

Alimento	Temperatura de armazenamento	UR (%)	Ponto de congelamento médio (ºC)	Tempo aproximado de armazenamento
Aspargo	0	90 a 95	-1	3 a 4 semanas
Couve-flor	0	85 a 90	-1	2 a 3 semanas
Alface	0	90 a 95	-0,5	3 a 4 semanas
Carne bovina	0 a 1,5	88 a 92	-2	1 a 6 semanas
Presunto fresco	0 a 1,5	85 a 90	-2	7 a 12 dias
Manga	10	85 a 90	-1,5	2 a 3 semanas
Abacaxi	4 a 7	85 a 90	-1,5	2 a 4 semanas
Laranja	0 a 1,5	85 a 90	-1	8 a 12 semanas
Mamão	7	85 a 90	-1	2 a 3 semanas
Pera	-0,5 a -1,5	85 a 90	-2,5	-
Maçã	-1 a 0	85 a 90	-1,5	-
Morango	-0,5 a -1	85 a 90	-1	7 a 10 dias

UR = umidade relativa.

Circulação de ar

A circulação de ar ajuda na distribuição de calor dentro da câmara, o que permite a manutenção da temperatura uniforme. O ar da câmara deve ser renovado diariamente, sobretudo por causa dos maus odores formados quando diferentes produtos são armazenados no mesmo local.

Atmosfera de armazenamento

Mesmo após a colheita, a respiração celular continua, com consumo de oxigênio e produção de gás carbônico. A diminuição na temperatura e no oxigênio disponível e um aumento do gás carbônico, ou seja, modificações na atmosfera do ambiente no qual o alimento está armazenado, afetam o ritmo da respiração e outros processos fisiológicos. A temperatura ótima, a umidade relativa e a composição da atmosfera variam para as diferentes frutas e mesmo entre variedades da mesma fruta. Uma composição ideal, para qualquer alimento, de forma geral, é constituída de 3% de oxigênio, 5% de gás carbônico e 92% de nitrogênio.

Congelamento

O congelamento é o tratamento por frio intenso, em temperatura de -10 °C a -18 °C, para aumentar o período de vida de alimentos que são altamente perecíveis. A vantagem de seu emprego consiste em conservar no alimento grande parte de seus caracteres sensoriais e nutritivos e dificultar a ação desfavorável de micro-organismos e enzimas.

É de suma importância que o congelamento seja feito no menor tempo possível, pois disso depende a extensão das modificações na textura dos alimentos, acarretando maior ou menor dano quanto ao tamanho e à localização dos cristais de gelo nos tecidos.

O *congelamento rápido* proporciona a formação de cristais de gelo muito pequenos e intracelulares, não provocando o rompimento das células. Além disso, menor tempo é dado para a difusão dos sais e a separação da água, na forma de gelo, impedindo a formação de soluções hipertônicas muito prejudiciais ao produto. Com o *congelamento lento,* ocorre o contrário: a formação de grandes cristais de gelo rompe as células e desorganiza totalmente a estrutura do alimento.

O tempo e a velocidade de congelamento estão condicionados aos seguintes fatores:

- formato do produto;
- composição;
- condutividade térmica;
- temperatura do meio de congelamento.

Vantagens:

- conservar no alimento grande parte de seus caracteres sensoriais e nutritivos;

- permitir alguma economia de tempo e dinheiro, com menos idas ao supermercado, ao açougue e à feira;
- armazenamento de produtos da época em maior quantidade, evitando-se os períodos de escassez e os altos preços da entressafra.

Desvantagem:

- alto consumo de energia devido à necessidade de aplicação de frio em uma cadeia ininterrupta (cadeia de frio).

Supercongelamento

O supercongelamento é um processo de congelamento rápido, no qual se aplica temperatura brusca (-40 °C a -50 °C) durante 30 minutos, com posterior manutenção da temperatura em -18 °C.

A produção e a comercialização de alimentos supergelados em nosso meio aumentou muito nos últimos anos devido à vida moderna, à praticidade, às novas preparações e à expansão da clientela doméstica e de hospitais, empresas de aviação, indústrias e comércio, entre outros.

Vantagens:

- Possibilidade de mais higiene na manipulação.
- Variedade do cardápio, pelo aumento do número de pratos e pela presença de alimentos fora da safra.
- Simplificação das operações.
- Facilidade de atender aos regimes normal e dietoterápico.
- Ação antimicrobiana, pelos processos de frio e calor.
- Retardamento da ação enzimática nos tecidos.
- Redução da mão de obra.

Desvantagens:

- Ruptura das emulsões.
- Impropriedade do processo para certos alimentos (p. ex.: envoltura do bife à milanesa que não adere à carne).
- Tendência ao endurecimento de fibras de carnes tratadas com glutamato ou bromelina.
- O produto não pode voltar ao *freezer* após ser dessupergelado.
- A sobra de alimento servido não deve regressar à estufa, pois se alterará facilmente.

Descongelamento

O processo de descongelamento deve manter as condições originais dos produtos.

Os produtos congelados *in natura*, preferencialmente, devem sofrer o processo de descongelamento em temperatura de refrigeração (4 °C), que é o processo seguro e recomendado para garantir as condições higiênico-sanitárias. Para os produtos prontos congelados, vendidos como tal, deve-se seguir as recomendações do fabricante impressas no rótulo.

Cuidados importantes:

- produtos pré-preparados e vegetais em geral devem ir direto do *freezer* para o preparo (cocção/fritura);
- o descongelamento nunca deve ser feito em temperatura ambiente;
- deve-se sempre observar as temperaturas de segurança: 4 °C ou menos/75 °C ou mais.

Controle de Umidade

A água proporciona condições para o desenvolvimento e a ação dos micro-organismos, enzimas e reações químicas. Dessa forma, qualquer que seja o método de controle de umidade, a redução do teor disponível impedirá reações indesejáveis, possibilitando maior vida útil ao alimento.

Vantagens da redução:

- conserva o alimento;
- concentra os nutrientes;
- barateia embalagens, devido à redução de peso e volume;
- facilita transporte e armazenamento;
- retiram-se partes não comestíveis.

Secagem

A preservação de alimentos por secagem é uma das práticas mais antigas de que se tem notícia. Alguns alimentos, como os cereais, são suficientemente secos quando colhidos e permanecem em boas condições por longos períodos, desde que o armazenamento seja feito adequadamente. A maioria dos alimentos, todavia, contém umidade suficiente para permitir a ação de suas próprias enzimas e de micro-organismos, de modo que, para preservá-los por secagem, a remoção da água é necessária.

Alguns produtos, quando submetidos a secagem, conservam bastante intactas suas características físicas e nutritivas e retornam ao aspecto natural ou mudam muito pouco quando a água lhes é restituída.

Tipos de secagem

- **Secagem natural**: é recomendada em regiões de clima seco, com boa irradiação solar e escassas precipitações pluviométricas, especialmente ventos na época em que a secagem é realizada. Para um melhor resultado, convém que o tratamento seja dividido em duas fases:
  - » a primeira, iniciada ao sol e continuada até que as frutas tenham perdido de 50% a 70% de umidade;

» a segunda, à sombra, para que os produtos não ressequem e não percam o sabor e o aroma naturais. Com a secagem total ao sol, as frutas frequentemente escurecem. A secagem à sombra se faz melhor movimentando o ar com uso de ventiladores ou aspiradores em ambientes fechados (galpões). Esse ar deve passar, se possível, por um dispositivo contendo algum agente desidratante (cloreto de cálcio, óxido de cálcio ou ácido sulfúrico concentrado), que reterá a umidade nele contida.

- **Secagem artificial ou desidratação**: é a secagem pelo calor produzido artificialmente em condições de temperatura, umidade e corrente de ar cuidadosamente controlados. A maioria dos métodos de secagem artificial envolve a passagem de ar quente, com umidade relativa controlada, sobre o alimento a ser desidratado, que pode estar parado ou em movimento. As vantagens desse processo sobre o anterior são a rapidez, o controle das condições de desidratação e a pequena área necessária. Porém, tem elevado custo e requer mão de obra especializada.

Os produtos alimentícios podem ser secos com ar, vapor superaquecido, no vácuo, em gás inerte ou pela aplicação direta de calor. O ar é o que apresenta maior importância prática. Contudo, o método apresenta desvantagens para os alimentos com alto teor de gordura, devido ao aumento da probabilidade da ocorrência de oxidação lipídica.

No Brasil, são exemplos de produtos secos: o charque (carne seca), as frutas (pêssego, uvas, ameixas [Sul], banana, goiaba, carambola [Centro], caju), o pescado e o camarão (Norte).

Processos comumente usados na desidratação:

- **Secadores de túnel (adiabáticos)**: são bastante usados na desidratação de frutas e hortaliças. São constituídos de túneis de 10 a 15 m de comprimento, que recebem em seu interior transportadores ou vagonetes com a matéria-prima, que entra por uma extremidade e sai por outra, completamente seca.
- **Secadores atômicos***:* a secagem por atomização, pulverização ou *spray dryer* é um processo contínuo em que um líquido é trans-

formado em produto seco, por corrente de ar quente, em tempo relativamente curto. O processo consiste basicamente em:

» atomização do líquido;
» contato do líquido atomizado com o ar quente;
» evaporação da água;
» separação do produto em pó ao ar da secagem. Exemplos: leite em pó, café solúvel.

Liofilização

A liofilização consiste no congelamento da matéria-prima e imediata secagem a vácuo, de modo que a umidade da matéria-prima passa diretamente do estado sólido (gelo) para o estado gasoso (vapor) sem passar pelo estado líquido (sublimação).

Como esse processo é realizado em temperatura baixa e na ausência de ar atmosférico, as propriedades químicas e sensoriais praticamente não são alteradas.

Condições necessárias:

- requer aparelhagem especial e alto vácuo;
- os alimentos a serem liofilizados devem estar presentes em grande quantidade;
- os produtos liofilizados devem ser armazenados em embalagens adequadas, para que sejam bem conservados.

Vantagens:

- Perde em pequena quantidade suas características organolépticas, nutritivas e seu volume.
- Conserva a forma e o volume do produto original.
- Apresenta estrutura esponjosa, o que facilita sua reidratação.
- Inibe a ação enzimática.
- Caracteriza-se por sua leveza e por não necessitar de refrigeração.
- Possui um longo período de armazenamento.

Desvantagens:

- Nem todos os alimentos podem ser submetidos ao processo de liofilização, por sofrerem maiores perdas durante o tratamento.
- Requer alto custo em energia, equipamentos e manutenção, e por isso não é muito divulgado no Brasil.
- O produto seco tem maior tendência a degradação por oxidação.

Alimentos em Pó (Desidratação)

O produto a ser seco para ser comercializado pode ser líquido ou sólido e deve estar na forma de uma suspensão fina, que é pulverizada em uma corrente de ar quente em tempo relativamente curto. São exemplos de produtos: leite em pó, café solúvel etc.

Características:

- secagem rápida do produto;
- formação de glóbulos de pequeno diâmetro;
- ótimas condições de rendimento.

Temperatura:

- ar quente de entrada: 180 °C a 230 °C;
- ar de secagem da saída: 50 °C a 80 °C.

Concentração ou Evaporação

A concentração tem por objetivo reduzir o teor aquoso do alimento em uma proporção de 2/3 a 1/3 do conteúdo inicial, realizado por meio de evaporadores. São exemplos de alimentos: leite, sucos, massa de tomate, doces em massa, sopas.

Vantagens:

- produtos com características sensoriais agradáveis e típicas;
- maior dificuldade de desenvolvimento microbiano no produto;
- redução de gastos com armazenamento, transporte e comercialização do alimento;
- maior duração do tempo de vida útil do produto.

Adição de Sal

O emprego do sal na conservação de alimentos é um método muito antigo e até hoje utilizado.

Há diversos alimentos que sofrem o processo da salga. Pode-se fazer a salga na massa durante o processo, que visa a dar sabor ao alimento, além da conservação, ou a salga em salmoura, como em sardinha em conserva, ou, ainda, a salga na superfície, como nos queijos e pescados secos e salgados.

Vantagens:

- pode chegar a inibir totalmente o desenvolvimento microbiano e enzimático;
- proporciona aos alimentos agradável palatabilidade;
- requer pequeno custo.

Desvantagens:

- facilita a perda de alguns nutrientes solúveis;
- não destrói toxinas;
- alguns micro-organismos halofílicos são muito resistentes, principalmente se os produtos forem mal armazenados.

Adição de Açúcar

O uso do açúcar tem a propriedade de reduzir o teor de água do alimento e, como consequência, prolongar a vida útil do produto, além de conferir sabor doce. Uma ressalva que se faz ao uso do açúcar é para os micro-organismos osmófilos, os quais podem se desenvolver em soluções saturadas de açúcar e alterar os alimentos, tornando-os indesejáveis ao consumo humano.

São exemplos de alimentos que são conservados por seu elevado teor de açúcar: doces em pasta, frutas cristalizadas, geleias, leite condensado, frutas em conserva (compotas) etc.

Cura

O conteúdo salino e a acentuada redução de água pela elevação da pressão osmótica caracterizam o processo de cura. Além disso, o alimento recebe a aplicação de ingredientes que agem na cura, como o cloreto de sódio, o nitrato, o nitrito, o açúcar, as especiarias, a glicerina etc., que são responsáveis pelas modificações sensoriais que ocorrem no produto, bem como de cor, textura e acidez.

Tipos de cura:

- cura a seco (por exemplo, lombo defumado);
- cura em salmoura (por exemplo, presunto cozido e tênder);
- cura direta (por exemplo, linguiça e salsicha).

Alimentos Instantâneos

Os alimentos instantâneos são produtos que se dissolvem facilmente em água, proporcionando rápida dispersão das partículas em presença de água fria ou quente. São também chamados de alimentos aglomerados, pois se apresentam em pó e são obtidos por meio de secadores atômicos. Hoje em dia, muitos produtos estão à venda com esta característica, como leites, achocolatados, sucos, sopas e farinhas.

É comum o acréscimo de lecitina de soja nos alimentos gordurosos para favorecer a dispersão de gordura em água.

Defumação

A defumação consiste na aplicação de fumaça aos produtos, produzida pela combustão de determinadas madeiras duras, como carvalho, bétula, mogno e alguns tipos de nogueira.

Antigamente, a defumação era um processo de conservação, que conferia maior vida útil ao produto. Hoje, porém, possibilita a criação de novos produtos, além do desenvolvimento de cor, aroma e sabor, e proteção a oxidação.

Métodos de defumação

A defumação pode ser efetuada de dois modos: a frio e a quente.

Defumação a frio

Para obter a fumaça fria (temperatura de 25 °C a 35 °C), usa-se serragem aquecida com gás, o que ocasiona um efeito ótimo sobre o produto se alcançar o período de 1 a 6 dias. A defumação pode ocorrer em conjunto com a secagem do produto, e o desprendimento de fumaça pode ser feito de maneira direta ou indireta. Se o produto não sofrer nenhum tratamento prévio especial, a defumação se processa de 1 a 4 dias.

A defumação a frio é aconselhável para uma grande variedade de embutidos crus, que perderam grandes quantidades de água na secagem e que deverão ser armazenados por muito tempo. Também é utilizado em embutidos de granulação fina e alta porcentagem de gordura, porque assim se evita que esta transpire e deixe o produto com aparência ruim. Segundo o grau de secagem e a duração da defumação, ocorrem perdas de água de 4% a 8% do peso do embutido seco.

Defumação a quente

Na defumação a quente, o calor é gerado com gás e com serragem ou aparas grossas de madeira. A temperatura para defumação deve estar entre 60 °C a 85 °C, e a temperatura e a umidade relativa do ar devem ser controladas.

A defumação a quente é feita em embutidos crus frescos ou peças inteiras cruas. As perdas de peso, nesse caso, são maiores, de 7% a 15%, uma vez que o produto está menos seco. O sabor desses produtos é mais intenso e forte, e o brilho é consequência da gordura exsudada.

Radiações

As radiações podem afetar o sistema imunológico alterando a estrutura devido à retirada de elétrons dos átomos e, por isso, devem ser controladas para que seu uso seja realizado de forma segura.

- **Objetivos**: destruir micro-organismos e enzimas indesejáveis; inibir a brotação de alguns vegetais; controlar a maturação de frutas.

Vantagens:

- mantém nutrientes;
- proporciona condições de sanidade;
- maior período de armazenamento;
- complementação para outros métodos de conservação.

Desvantagem:

- Mudanças nas características organolépticas.

Condições de Prescrição da Dose

Exposição aos raios

- **tipo e qualidade da fonte radioativa**: o que mais se utiliza no ramo de alimentos é o cobalto e o césio;
- **tempo de exposição**: deve ser observado para cada tipo de alimento.

Comportamento do alimento

- **modificações fisico-químicas**: podem ocorrer queima do alimento, endurecimento, entre outras alterações indesejáveis, se não houver controle no processo;
- **reações secundárias**: peroxidases e oxidações, causando modificações nos alimentos e destruição de nutrientes, prejudicando o valor nutritivo.

Questões Propostas

1. O tipo de congelamento mais indicado é:
a) rápido, com formação de cristais pequenos.
b) lento, com formação de cristais pequenos.
c) lento, com formação de cristais grandes.
d) rápido, com formação de cristais grandes.

2. A refrigeração conserva os alimentos por:
a) diminuir o ritmo de crescimento microbiano.
b) acelerar as reações químicas.

c) destruir todos os micro-organismos.
d) impedir toda e qualquer reação que possa alterar o alimento.

3. **De forma geral, pode-se dizer que o que diferencia a pasteurização da esterilização é:**
a) o tipo de micro-organismo destruído, temperatura e acidez.
b) a acidez, o tempo e a temperatura.
c) o tempo, a temperatura e o tipo de micro-organismo eliminado.
d) a temperatura, o equipamento e a acidez.

4. **A pasteurização HTST (*high temperature short time*) usa:**
a) temperatura de 63 °C por 15 minutos.
b) temperatura de 72 °C por 15 segundos.
c) temperatura de 63 °C por 30 minutos.
d) temperatura de 72 °C por 30 minutos.

5. **O branqueamento tem por objetivo:**
a) inativar micro-organismos e acelerar reações enzimáticas.
b) inativar enzimas evitando o escurecimento do alimento.
c) inativar reações químicas e microbiológicas.
d) inativar o escurecimento, impedindo que os micro-organismos realizem esse efeito.

6. **Na conservação por adição de sal:**
a) facilmente perdem-se os nutrientes que estão em solução salina.
b) destroem-se toxinas.
c) micro-organismos halófilos podem se desenvolver.
d) ocorre osmose, não diminuindo a atividade de água.

7. **Justifique a seguinte afirmativa: "para produtos com pH maior que 4,5, a temperatura de esterilização será maior que 100 °C, já para os produtos com pH menor que 4,5, a temperatura de esterilização será próxima a 100 °C".**

8. **A respeito da concentração, pode-se afirmar que:**
a) ocorre redução de 2/3 a 1/3 de nutrientes.

b) são exemplos as sopas em pó.
c) pode ser considerado um processo incompleto, pois necessita de método de conservação adicional.
d) N.D.A.

9. Dos métodos de conservação por redução do teor de água ou controle de umidade:
a) a secagem natural é a mais saudável e permite o controle das condições ambientais.
b) os métodos seguros de conservação são: secagem natural, concentração e evaporação.
c) na cura, não há alteração da textura do produto.
d) a liofilização é o processo de congelamento, desidratação e sublimação.

10. Há muitos métodos de conservação que a indústria utiliza para aumentar a validade dos alimentos. Um deles se dá na intenção de destruir micro-organismos e enzimas indesejáveis, inibir a brotação de alguns vegetais e controlar a maturação de frutas. Este método é:
a) fermentação.
b) radiação.
c) uso de sal.
d) defumação.

Respostas Comentadas

1. A

O tipo de congelamento mais indicado é o rápido com formação de cristais pequenos para alterar menos a textura do alimento, modificando pouco as características sensoriais do alimento.

2. A

Diminuir o ritmo de crescimento microbiano é o objetivo da refrigeração para, assim, conservar os alimentos por mais tempo, uma vez que a temperatura não favorece a atividade celular dos micro-organismos.

3. C

Os processos térmicos são importantes no controle e combate dos micro-organismos para evitar alterações e conseguir prolongar a vida útil dos alimentos, observando-se que há diferença nos processos em relação ao tempo, temperatura e tipo de micro-organismo eliminado. A pasteurização é mais demorada, em temperaturas mais baixas, nunca ultrapassando os 100 °C, e elimina somente micro-organismos patogênicos, ao passo que a esterilização utiliza temperatura acima dos 100 °C, em um tempo curto e com eliminação de 99,9% dos micro-organismos presentes no alimento.

4. B

A pasteurização HTST (*high temperature short time*) é um processo que utiliza a temperatura de 72 °C por 15 segundos, utilizada comumente no leite.

5. B

O branqueamento é um método de aplicação de calor, por vapor d'água ou imersão em água, utilizado como pré-tratamento antes do congelamento, da esterilização e da desidratação, com objetivo de inativar enzimas evitando o escurecimento do alimento pela reação enzimática.

6. C

A conservação pelo sal é de uso comum desde a Antiguidade, porém os micro-organismos halófilos podem se desenvolver, por serem resistentes ao meio saturado em solução salina.

7. Os alimentos com pH ácido, ou menor que 4,5, possuem naturalmente condição desfavorável ao crescimento microbiano. Assim, a temperatura do processamento da esterilização não precisa ser tão elevada, de forma que as características do alimento sejam preservadas.

8. C

Alguns processos de conservação conseguem controlar, reduzir e mesmo inativar, por si só, as alterações a que os alimentos estão sujeitos. Em alguns, porém, como na evaporação, na qual ocorre uma redução de 2/3 a 1/3 do teor de água, ficando umidade disponível em teor suficiente para os micro-organismos agirem, se faz eminente a necessidade de um método de conservação adicional. Portanto, é considerado um método incompleto de conservação dos alimentos, devendo-se usar uma solução de açúcar ou embalar a vácuo, por exemplo, para minimizar e estender a validade do produto.

9. D

A liofilização é o processo que apresenta três fases: o congelamento do alimento, a desidratação e a sublimação. Das afirmações apresentadas, é a única correta. A água do alimento passa do estado sólido para o gasoso diretamente (sublimação).

10. B

A radiação deve ser bem controlada e utilizada na dose prescrita para conseguir destruir micro-organismos e enzimas indesejáveis, inibir a brotação de alguns vegetais e controlar a maturação de frutas, sem, no entanto, agredir a saúde do ser humano.

REFERÊNCIAS BIBLIOGRÁFICAS

ABNT – ASSOCIAÇÃO BRASILEIRA DE NORMAS TÉCNICAS. *Análise sensorial dos alimentos e bebidas – terminologia – NBR 12806*. São Paulo: ABNT, 1993.

BOTELHO, R. B. A. Transformação dos alimentos: açúcares, açucarados e edulcorantes. In: ARAÚJO, W. M. C. et al. *Alquimia dos alimentos*. Brasília: Editora Senac, 2009.

KÖVESI, B. et al. *400 g*: técnicas de cozinha. São Paulo: Companhia Editora Nacional, 2008.

PHILLIP, S. T. *Nutrição e técnica dietética*. Barueri: Manole, 2003.

TEICHMANN, I. *Tecnologia culinária*. Caxias do Sul: EDUCS, 2000.

WRIGHT, J.; TREUILLE, E. *Le Cordon Bleu*: todas as técnicas culinárias. São Paulo: Marco Zero, 2008.

ANOTAÇÕES

ANOTAÇÕES